一用就靈

孫呈祥醫師 編著

肩頸腰腿痛的簡單特效按摩

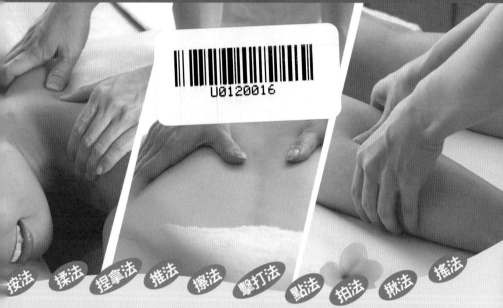

按法　揉法　捏拿法　推法　擦法　擊打法　點法　拍法　揪法　搖法

本書簡要介紹了 頸部、肩部、腰部、腿部疾病的病因，臨床表現，診斷要點等基礎知識，詳細介紹10種簡單特效按摩方法。

通俗易懂的文字敘述，搭配圖片解說，為讀者提供正確按摩導引。本書圖文並茂、步驟圖解、實用易查，自己按摩讓你隨時隨地做自己的頸肩腰腿痛醫生。

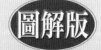

本書深受讀者的歡迎，大陸地區叢書銷量已達**10**萬冊

序：輕鬆一按百痛消

坐姿不正確、缺乏運動、不良情緒、飲食失衡都可能導致身體關節的疼痛，嚴重者會影響正常的活動。面對擾人的疼痛，除了就醫，還有一種既簡單又實用的方法，那就是按摩。瞭解自己的痛因，掌握正確的方法，動手按一按，你會收到意想不到的效果：

釋放身體的壓力 壓力是產生痠痛的原因之一，而通過按摩可消除壓力和精神憂慮，增強人體的精力，同時還可改善失眠，充足的睡眠也可幫助身體消除痠痛感。

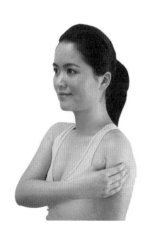

改善疼痛或肌肉緊張

通過拍打、揉捏等，按摩方法可緩解多種形式的肌肉壓迫和緊張症狀，如抽筋、肩部肌肉緊張等，幫

助肌肉放鬆和恢復正常；同時還能刺激神經系統發出訊號，促使肌肉逐漸放鬆。

促進血液循環，帶走導致痠痛的毒素 通過按摩可促進血液循環，有助於排除運動後積存在肌肉部位的廢物，同時運來營養物質，消除肌肉痠痛。

緩解關節僵澀症狀 按摩可直接作用在關節部位，加強該部位的血液循環，刺激關節產生更多潤滑液，並且減輕由關節炎等疾病引起的關節疼痛。

放鬆身體 通過按摩可令肌肉和關節放鬆，讓身體從緊張僵硬的狀態恢復到更自然的姿態，從而緩解肌肉緊縮和由於不正確脊柱姿勢而引起的疼痛。

目錄

特別提示：在使用書中介紹的方法之前，必須到醫院進行診斷，並在醫生指導下使用。

肩頸腰腿疼按摩
手法及注意事項

常用的按摩方法

■ 按法

按法可分為指按、掌按、肘按、踩壓4種操作方法。

① **指按法**：用拇指指腹在穴位或局部做垂直向下的按壓，片刻即可。常與揉法結合使用，組成按揉法。全身各部位均可應用，尤以穴位處最為常用。

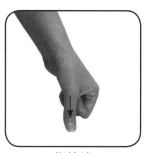

指按法

② **掌按法**：手指合併，利用掌根或手掌或小魚際著力於體表治療部位進行按壓。也可以雙手交叉重疊對定點穴位

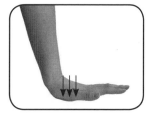

掌按法

進行按壓。適合腰背部、骶部、下肢部。

③ **肘按法**：肘關節彎曲，利用肘端針對定點穴位施力按壓。適合肥胖者及人體肌肉豐厚的部位，如腰背、臀部、大腿的痠痛部位。

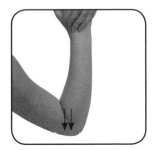

肘按法

④ **踩壓法**：用足踩壓的一種按法，常用於腰、臀、大腿等部位。

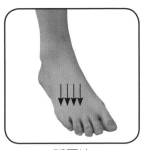

踩壓法

2 揉法

用掌根、掌面或大魚際吸定於穴位上，做輕柔緩和的迴旋揉動。揉法分為掌根揉法和大魚際揉法。

① **掌根揉法**：手指合併，利用掌根或雙手交叉重疊的方式，針對痛點或穴位進行片刻、由輕而重的迴旋揉動。適合面積較大且平坦的痠痛部位，如腰背、四肢等。

② **大魚際揉法**：用大魚際揉動體表的方法。

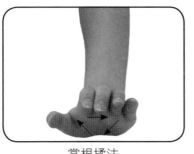

掌根揉法

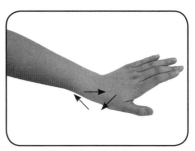

大魚際揉法

③捏拿法

　　用拇指和食指、中指或拇指和其餘四指對合成鉗形，施以夾力，捏拿提起治療部位。動作要有連貫性。常用在頸部、肩部及四肢等部位，可有效改善痠痛。

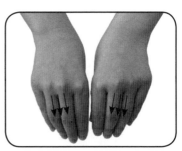

五指捏拿法

④推法

①**指推法**：以拇指指腹或側面，在穴位或局部做直線緩慢推進。適合肩背、腰臀、四肢。如肩膀痠痛、四肢局部痠

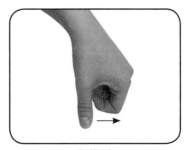

指推法

痛。

② **掌推法**：利用掌根或手指著力於體表治療部位，緩慢推動。也可利用雙手交叉重疊的方式推進。適合面積較大的痠痛部位，如肩背、腰臀、下肢部位。

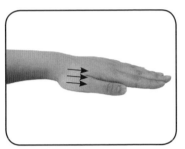

掌推法

③ **肘推法**：肘關節彎曲，利用肘端緩慢施力推進。適用於較肥胖者及人體肌肉豐厚的部位，如臀部和大腿。

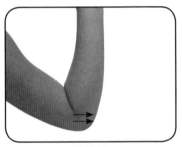

肘推法

5 擦法

用掌根或大、小魚際或四指併攏，著實於一定部位上，沿直線做上、下或來回擦動。擦法可分為掌擦、大魚際擦和側擦三種。

① **掌擦法**：手掌伸直，用掌面緊貼於皮膚，做上下或左右方向的連續不

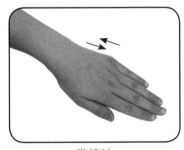

掌擦法

斷的直線往返摩擦。適
用於肩背面積較大而又
較為平坦的部位。

② **大魚際擦法**：掌指併攏
微屈，用大魚際及掌根
部緊貼皮膚，做直線往
返摩擦。本法接觸面積
較小，適用於四肢部。

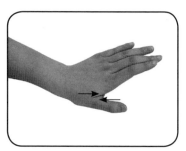

大魚際擦法

③ **側擦法**：手掌伸直，用
小魚際緊貼皮膚，做直
線來回摩擦。適用於肩
背、腰骶及下肢部。

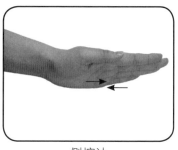

側擦法

⑥ 打擊法

用掌根或大、小魚際或拳叩擊體表，往往兩手同
時叩擊，可分為側擊法和拳擊法兩種。

① **側擊法**：五指伸直，雙
手相合，同時擊打施治
部位。這種方法可通
過振動緩解肌肉痙攣，
消除肌肉疲勞。適合

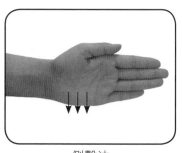

側擊法

頭部、頸肩部以及四肢部。

② **拳擊法**：以拳面、拳背、拳底有節奏地擊打特定部位。適合背部、腰骶部及下肢。

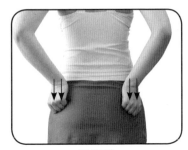

拳擊法

⑦點法

用指端或器具尖端，固定於體表某個部位或穴位上點壓的方法，適用於四肢和腰背、臀部穴位，分為拇指點法、屈指點法和三指並點法。

① **拇指點法**：用拇指端點按在穴位上，拇指指端著力，點按時拇指與施術部位成80°角。

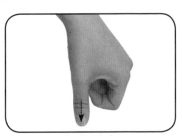

拇指點法

② **屈指點法**：用掌指關節背側面突起處點穴的方法。

③ **三指並點法**：用三指點體表某部的方法，即食、中、無名指指端併

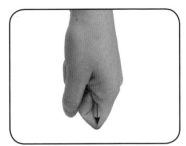

屈指點法

攏，用指端點壓於經絡
上，定而不移。

⑧拍法

五指併攏且微屈，以
前臂帶動腕關節自由屈
伸，指先落，腕後落；腕
先抬，指後抬，虛掌拍打
體表。適用於全身各個部
位，尤其是頸肩部、背
部、腰骶部以及大腿部。

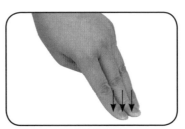

三指並點法

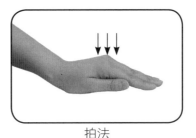

拍法

⑨揪法

用拇指與食指指腹，或食指第二節側面，又或食
指、中指指腹，對合呈鉗狀，挾攝住皮肉、肌筋，
捏而提起，隨即使肌筋滑脫離去，並使之「咯咯」
作響。快速提捏，快速滑脫，如此反覆操作，局部
呈紫紅色或潮紅色為準。主要用於項後、頸前、背
部。

⑩搖法

以患肢關節為軸心，使肢體做被動環轉活動的
手法，稱為搖法。用一手握住或夾住被搖關節的近

端，以固定肢體，另一手握住
關節遠端的肢體，然後做緩和
的環轉運動，使被搖的關節做
順時針及逆時針方向的搖動，
適用於四肢關節及頸項、腰部
等。

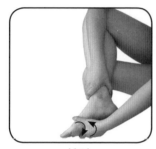

搖法

按摩注意事項

按摩前的準備工作

①按摩到敏感部位的穴位時不要拘謹、嬉笑或者出
　現性衝動，要保持平和的心態，享受按摩的感
　覺，讓這種感覺疏散到全身。

②按摩要注意保暖保溫。溫度控制在25℃以上，可
　以很好地激發經絡、穴位，按摩的效果會更好。

③按摩時要排空大小便，穿舒適的衣服，修剪指
　甲，不戴戒指、手錶、手鏈等硬的飾物。

④按摩在任何環境下都可進行，但一個幽雅、整
　潔、安靜、舒適的環境必然有利於心理及生理上
　的放鬆。屋內的空氣要通風，讓臥室空氣新鮮，
　但要避免過堂風。

⑤仰臥位時在頸下或俯臥位時在胸前、小腿前墊放軟枕，可減少固定體位時間過長引起的局部不適。

⑥按摩巾可用純棉的毛巾被或布單，這不僅能讓患者感覺到舒適、溫暖，而且可避免化纖或粗糙布料對施術者手部皮膚的損傷。

⑦可以用按摩油、精油，或者用普通的乳液、滑石粉塗抹於按摩部位，目的是利於推法、擦法的操作。

⑧按摩者和被按摩者身心的放鬆對按摩的效果尤其重要。按摩者全身的放鬆能保證手法舒適、自然、柔和、透徹，而被按摩者的放鬆可使按摩起到事半功倍的效果。

2 按摩應注意的力道

①**力道的輕重**：力道由輕到重，以點帶面使功力充分滲透體內。

②**力道的方向**：一般指向病變所在，開始垂直用力，克服皮膚的阻礙，使功力進入深部後再轉向病所。

③**力道的作用部位**：一般為病變引起的局部異常

處、重要的穴道。

④**力道的大小**：按摩用力要恰當，過小起不到應有的刺激作用，過大易產生疲勞，且易損傷皮膚。男子肌肉結實，按摩時要稍微加大力量，或者延長按摩時間；女子肌膚嬌嫩，按摩時用力要控制，以能忍受為準。

3 按摩的先後順序

通常按摩是講究先後順序的，一般都先取俯臥位按摩腰背及下肢後側，後取仰臥位按摩頭、肩前和下肢前側，最後取坐位按摩頸、肩、上肢。單一部位的手法操作程式，遵守「放鬆→治療→放鬆」及「面→線→點→面」的原則。

4 按摩的禁忌證

按摩療法雖然適用範圍很廣，但不是任何條件、任何人都適用的，下列幾種情況，不宜進行按摩。

①過於緊張，饑餓或過飽；高熱及各種傳染病患病期。

②患嚴重心臟病和高血壓病。

③外科急腹症；患惡性腫瘤、結核。

④嚴重醉酒、精神病者。

⑤出血性疾病、女性月經期。

⑥內傷或關節脫位沒有得到復位者。

⑦皮膚感染、破潰、留疤痕者。

⑧女性懷孕期間，有些穴位不宜按摩，如腰骶部和
　腹部穴位，還有肩井、合谷、三陰交、崑崙、至
　陰等一些活血通經的穴位。

一、頸椎病

頸 椎病是由於頸椎間盤退行性變、頸椎骨質增生所引起的一系列臨床症狀的綜合症。臨床常表現為頸、肩臂、肩胛、上背及胸前區疼痛，手臂麻木，肌肉萎縮，甚至四肢癱瘓。可發生於任何年齡，以40歲以上的中老年人居多。

特效穴位按摩

1 揉捏風池穴

①**取穴定位**：位於頸後兩側枕骨下方，髮際兩邊大筋外側的凹陷處。

②**按摩方法**：被按摩者取坐位，按摩者站在被按摩者身後，一隻手扶住被按摩者的前額，另一隻手用拇

指和食指分別置於被按摩者的風池穴處，揉捏半分鐘左右，以局部有痠脹感為佳。

③**功效主治**：此穴具有平肝息風、祛風解毒、通利官竅的作用。多用於治療頸椎病所致的頭暈、頭脹痛、頸項強痛不適、頸椎活動受限、頸椎怕風怕冷等。

2 按揉秉風穴

①**取穴定位**：在肩胛骨岡上窩中央，天宗穴直上，舉臂有凹陷處。

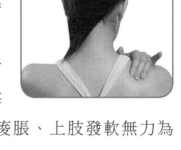

②**按摩方法**：取坐位，用對側食、中、無名三指按揉秉風穴2分鐘，以肩背有痠脹、上肢發軟無力為準。

③**功效主治**：此穴具有散風活絡的作用，多用於治療頸椎病、落枕、頸部肌肉痠痛、頸部僵硬、肩胛疼痛、上肢痠麻等。

❸ 按揉天牖穴

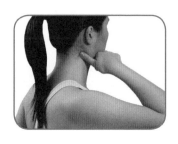

① **取穴定位**：在乳突後下方，胸鎖乳突肌後緣，約平下頜角處。

② **按摩方法**：取坐位，用拇指螺紋面按揉3分鐘，可兩側同時進行，手法用力適中，以局部有明顯痠脹或痠痛感為佳。

③ **功效主治**：此穴具有清頭明目、通經活絡的作用。多用於治療頸椎病所致的頭痛、頭暈，以及頸肩背部痙攣強直。

❹ 按揉肩井穴

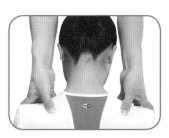

① **取穴定位**：在後頸根部第7頸椎與肩峰之間的中點處。

② **按摩方法**：被按摩者取坐位，按摩者站於其身前，用雙手拇指按壓肩井穴約1分鐘，然後按揉約2分鐘，以局部感到痠脹為佳。

③ **功效主治**：此穴具有祛風清熱、活絡消腫的作

用。多用於治療頸椎病頭項強痛、頸椎活動受限、頸項肌痙攣，肩背部痠痛、肩周炎、肩膀疼痛、不能伸舉等。

5 按揉曲池穴

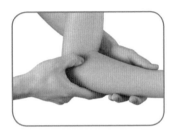

①**取穴定位**：位於屈曲肘關節，肘橫紋的外側頭。

②**按摩方法**：按摩者左手托住被按摩者手臂，用右手拇指順時針方向按揉曲池穴2分鐘，然後逆時針方向按揉2分鐘，左右手交替，以局部感到痠脹為佳。

③**功效主治**：此穴具有清熱和營、降逆活絡的作用。多用於治療頸椎病所致的頭痛、頭暈，及頸椎疼痛、上肢過電樣疼痛、手臂麻木等。

6 按揉外關穴

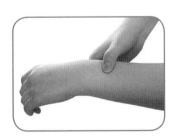

①**取穴定位**：在手臂的外側中間，腕關節橫紋上約3橫指寬處。

②**按摩方法**：前臂半屈，用一手的拇指尖按於另一手的外關穴，其食指或中指則按著內關穴，向內對按20~30次，以感到痠脹為準。

③**功效主治**：此穴具有清熱解表、通經活絡的作用。多用於治療頸椎病、落枕、偏頭痛、肋間神經痛、上肢關節痛、肘部疼痛等。

7 掐揉合谷穴

①**取穴定位**：位於手背部，在拇指與食指的根部交接處，肌肉最高點處。

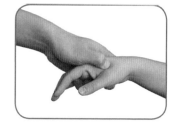

②**按摩方法**：按摩者可以用一手拇指指腹掐揉被按摩者合谷穴30次，兩手交替，以局部感到痠脹為宜。

③**功效主治**：此穴具有鎮靜止痛、通經活絡、清熱解表的作用。多用於治療頸椎病、落枕、腕關節痛，以及手臂麻木、疼痛，腰扭傷等。

足底反射區按摩

① **足部特效反射區**：腎、膀胱、輸尿管、肺、頸椎、頸項、肩胛骨、大腦、肩、斜方肌、頭頸淋巴結、肘、甲狀旁腺、腎上腺、胸椎、腰椎、骶椎等反射區。

② 依次食指扣拳法頂壓腎、膀胱反射區各50次，以局部脹痛為宜。

③ 拇指指腹推壓法推按輸尿管反射區50次。

④ 拇指指腹推壓法推按肺反射區50次。

⑤ 食指扣拳法頂壓頸椎、頸項、肩胛骨、大腦、肩、斜方肌、頭頸淋巴結、甲狀旁腺、肘、腎上腺，拇指推按法推按胸椎、腰椎、骶椎反射區各50次。

⑥ 向足跟方向依序拇指指腹推壓法推按胸椎、腰椎、骶椎反射區50次。

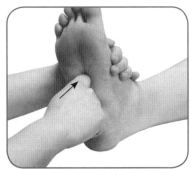

頂壓腎反射區

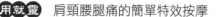

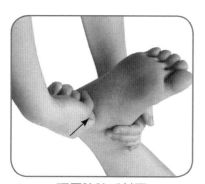

頂壓膀胱反射區

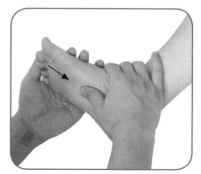

推按輸尿管反射區

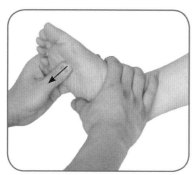

推按肺反射區

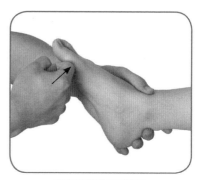

頂壓頸椎反射區

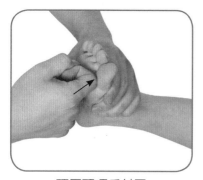

頂壓頸項反射區

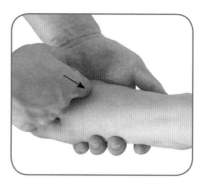

頂壓肩胛骨反射區

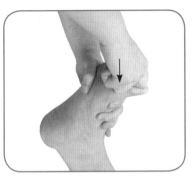

頂壓大腦反射區

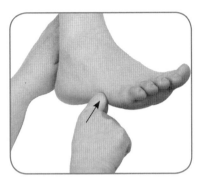

頂壓肩反射區

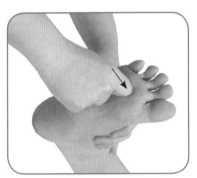

頂壓斜方肌反射區

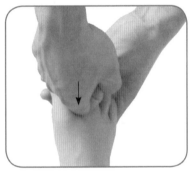

頂壓頭頸淋巴結反射區

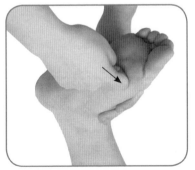

頂壓甲狀旁腺反射區

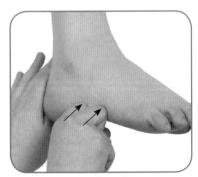

頂壓肘反射區

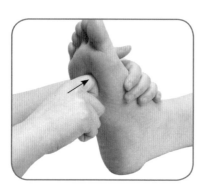

頂壓腎上腺反射區

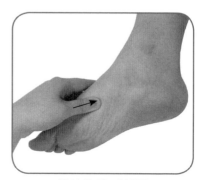

推按胸椎反射區

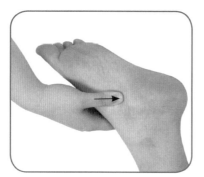

推按腰椎反射區

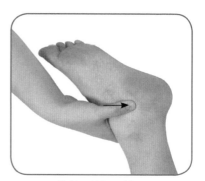

推按骶椎反射區

按摩時的注意事項

①對於脊髓型、椎動脈型慎
用頸部扳法，以免造成對
脊髓、椎動脈的刺激和壓
迫加重。

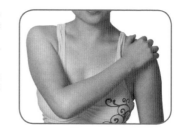

②頸部手法宜輕柔緩和，忌粗暴。點法力量應適當，頸椎扳法不可強求彈響聲。

③對急性期及病情嚴重的患者，建議去專業醫生處就診治療。

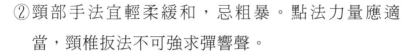

日常調理指南

①頸椎病除自我按摩外，還需每日適度進行頸部鍛鍊，並注意改善工作習慣，不要長時間低頭、伏案工作或使用電腦，避免頭頂或手持重物。

②頸部注意保暖，防止受涼，特別是頸部不要對著視窗、風扇、冷氣等風口吹；枕頭不宜過高，應枕在頸部。

二、落枕

落枕是指急性單純性頸項強痛，運動受到限制的病症，系頸部傷筋。其主要症狀表現為頸項疼痛、僵硬，不能自由旋轉，頭常向患側歪斜，有的患者可伴有肩胛骨內上角處疼痛。多是由於睡眠姿勢不當或受寒所致。

特效穴位按摩

① 揉捏啞門穴

①**取穴定位**：位於項部，在後髮際正中直上0.5寸，第一頸椎下處。

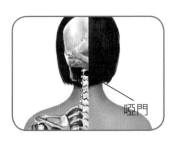

啞門

②**按摩方法**：被按摩者取坐位，按摩者在被按摩者身後，一手扶住被按摩者的前額，另一手用拇指和食指置於被按摩者的啞門穴處，揉捏2分鐘左

右，以局部有痠脹感為佳。可治療落枕、頸椎病。

2 揉捏風池穴

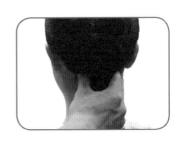

①**取穴定位**：在頸後兩側枕骨下方，髮際兩邊大筋外側的凹陷處。

②**按摩方法**：被按摩者取坐位，按摩者在被按摩者身後，一手扶住被按摩者的前額，另一手用拇指和食指置於被按摩者的風池穴處，揉捏半分鐘左右，以局部有痠脹感為佳。

③**功效主治**：此穴多用於治療頸椎病所致的頭暈、頭脹痛、頸項強痛不適、頸椎活動受限、頸椎怕風怕冷、落枕等。

3 按壓天柱穴

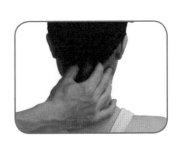

①**取穴定位**：位於頸部，在後髮際正中旁開兩邊大筋外側的凹陷處。

②**按摩方法**：被按摩者取坐位，按摩者坐於其身後，用拇指、食指同時著力，按壓天柱穴約2分鐘，以局部有痠脹感為佳。

③**功效主治**：天柱穴是治療頭部、頸部、脊椎以及神經類疾病的首選穴之一。多用於治療頸椎痠痛、落枕、肩周炎、肩膀肌肉僵硬、痠痛、疼痛、麻痺等。

4 揉拿肩井穴

①**取穴定位**：正坐位，位於肩上，在大椎穴與肩峰連線的中點取穴。

②**按摩方法**：取坐位，雙手中指分別按於兩側肩井

穴，用指力由輕到重地邊拿、邊提拔肌肉。拿揉的次數和時間以肩、項肌肉放鬆為準。

③**功效主治**：此穴具有祛風清熱、活絡消腫的作用。多用於治療頸椎病、落枕、頸項肌痙攣、頭項強痛、頸椎活動受限、肩背部痠痛、肩周炎、肩膀疼痛、中風後遺症、小兒麻痺後遺症等。

5 揉按落枕穴

①**取穴定位**：在手背第2、3掌骨間，掌指關節後0.5寸處。

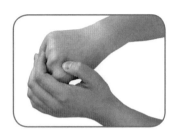

②**按摩方法**：左側落枕則用右手拇指指尖點按左側落枕穴2分鐘，以感到痠脹為準，同時頸部做各方向稍大幅度活動；右側則相反。力量由輕漸重，使痠麻腫脹的感覺向上擴散，如感應放射到頸項部則療效更佳。

③**功效主治**：落枕穴是治療睡覺時落枕的特效穴位，因而得名為落枕穴。多用於治療頸部不適、頭部旋轉困難、頸項強痛等。

足底反射區按摩

①**足部特效反射區**：頸椎、頸項、斜方肌、肩胛骨、頭頸淋巴結等反射區。

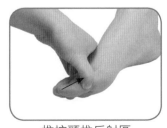

推按頸椎反射區

②向足跟方向依序拇指指腹推壓法推按頸椎反射區30次。

③食指扣拳頂壓頸項、肩胛骨反射區各50次。

④食指扣拳法頂壓肩關節、斜方肌、頭頸淋巴結、肘關節反射區各50次。

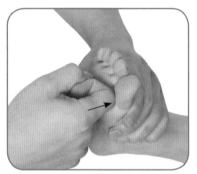

頂壓頸項反射區

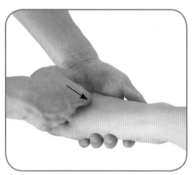

頂壓肩胛骨反射區

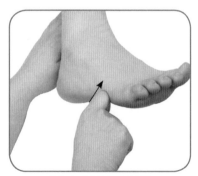

頂壓肩關節反射區

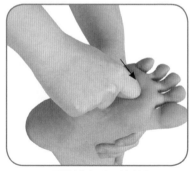

頂壓斜方肌反射區

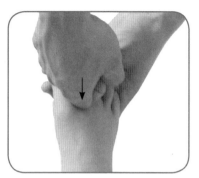

頂壓頭頸淋巴結反射區

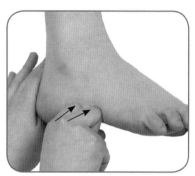

頂壓肘關節反射區

其他按摩方法

①**頸椎枕頜牽引法**：取坐位或臥位，雙手或肘窩托住落枕者的枕部與下頜部，沿身體縱軸牽引，持續1分鐘左右，反覆3~5次。

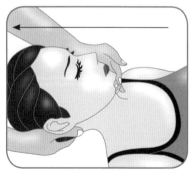

臥位牽引

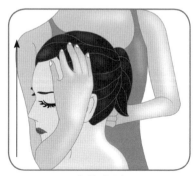

坐位牽引

②**捏擠頸部**：雙手手指交叉，掌根抱住頸部，雙掌根相對用力，捏擠頸部，反覆10次，再用手掌在患部用掌擦法操作20次。

③**拿頸肌**：用四指反拿頸肌，約3~5分鐘，使指力逐漸深透，以頸部脹、熱、舒適為準。

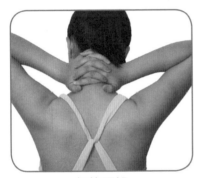

捏擠頸部

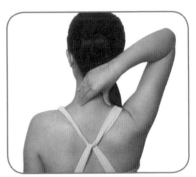

拿頸肌

按摩時的注意事項

①落枕是項背部勞損的急性發作，按摩步驟與項背部勞損大致相同，一般遵循放鬆、針對性治療為順序施行手法。依面、線、點的順序，力量由小到大，作用層次由淺到深，達到舒緩筋脈、溫通經絡的目的。

②頸部特別緊張時可俯臥位操作，以放鬆肌肉。

③在項背部按摩基本程式的基礎上，需重點點按壓痛明顯部位。壓痛點多位於肌肉的起止點及頸項部第3條線的脊柱椎間關節部位。

④若發現壓痛點同一平面的頸椎棘突偏歪或頸椎兩側不對稱，可試用頸部旋轉扳法。

⑤對於疼痛嚴重的患者，點按遠端穴位尤其重要，可選取肩胛骨的天宗穴及手背上的落枕穴，同時應主動活動頸部。

⑥頸椎扳法不可強求彈響聲。頸肩部點法不宜過重，以免導致頸交感神經功能紊亂，發生暈厥。

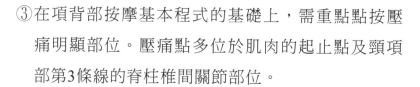

日常調理指南

①如果想有效地預防落枕，就要保持正確的睡眠姿勢，應以仰臥為主，左、右側臥為輔。同時要求枕頭的高度應與一側頸根部到同側肩部寬度大致相同。

②注意看書的時候不要長時間保持同一個姿勢，每天做頭頸部的俯仰、左右旋轉等運動，能起到舒筋活絡、增強頸部肌肉力量的作用，減少落枕的發病機率。

三、項背部勞損

勞 損部位軟組織由於局部張力增大而出現微小創傷，導致充血、組織液滲出、代謝產物堆積，刺激局部感覺神經而出現疼痛，是無菌性炎症。一段時間後，由於人體自身的恢復功能，局部會出現粘連或形成瘢痕。

特效穴位按摩

1 揉捏風池穴

①**取穴定位**：在頸後兩側枕骨下方，髮際兩邊大筋外側的凹陷處。

②**按摩方法**：被按摩者取坐位，按摩者站在被按摩者的

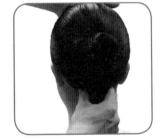

身後，一隻手扶住被按摩者的前額，另一隻手用

拇指和食指置於被按摩者的風池穴處，揉捏半分鐘左右，以局部有痠脹感為佳。

③**功效主治**：此穴具有平肝息風、祛風解毒、通利官竅的作用。多用於治療頸部不適所致的頭暈、頭脹痛、頸項強痛不適。

② 按壓天容穴

①**取穴定位**：位於頸外側部，在下頜角的後方，胸鎖乳突肌前緣的凹陷中。

②**按摩方法**：以雙手拇指指腹或指節向下繞圈按壓該穴2分鐘，至局部有痠脹感。

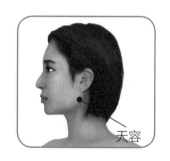

天容

③**按摩方法**：此穴具有清熱利咽、消腫降逆的作用。常用於治療頸部疾病，如頸部僵硬與痠痛、落枕及轉動困難等。

③ 按揉大椎穴

①**取穴定位**：位於頸椎根部，在第7頸椎下緣，鼓起最明顯骨頭的下緣。

②**按摩方法**：被按摩者取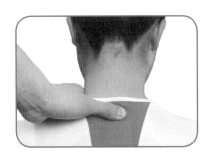
坐位、低頭，按摩者
站於其身後，用大拇
指順時針方向按揉大
椎穴約2分鐘，然後逆
時針按揉約2分鐘，以局部感到痠脹為佳。

③**功效主治**：此穴具有清熱解表、益氣壯陽、舒筋
活絡的作用。多用於治療幼兒體質虛弱、頸痠
痛、項強、肩背痛、腰脊強、角弓反張、肩部痠
痛、手臂疼痛、手臂麻痺等。

4　按揉夾脊穴

①**取穴定位**：在腰背部，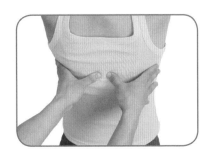
第1胸椎至第5腰椎兩
側，後正中線旁開0.5
寸，一側17穴。

②**按摩方法**：被按摩者俯
臥，按摩者分別用兩手拇指同時按揉夾脊穴各約
30秒。

③**功效主治**：經常按摩此穴可以調節胸椎、腰椎與

周圍軟組織的關係，對脊椎之間的對合關係紊亂也有不可忽視的調節作用，可治療相應的疾病。

5 按揉大杼穴

①**取穴定位**：位於肩胛內側，在第1胸椎棘突下旁開2橫指寬處。

②**按摩方法**：被按摩者取坐位或俯臥位，按摩

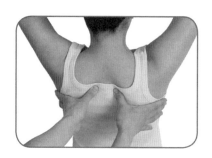

者雙手拇指順時針方向按揉該穴約2分鐘，以局部發熱為準。

③**功效主治**：此穴具有強筋骨、清邪熱的作用。多用於治療肩部痠痛、頸椎痛、腰背肌痙攣、膝關節骨質增生等。

6 按揉身柱穴

①**取穴定位**：位於背部，在後正中線上，第3胸椎棘突下的凹陷中。

②**按摩方法**：被按摩者取

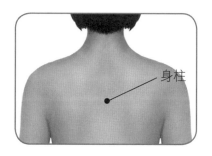

身柱

坐位或俯臥位，按摩者雙手拇指順時針方向按揉該穴約2分鐘，以局部發熱為準。

③**功效主治**：本穴屬督脈，其循行的物質為神道穴傳來的陽氣，至本穴後，此氣因受體內外傳之熱而進一步脹散，脹散之氣充斥穴內並快速循督脈傳送使督脈的經脈通道充脹，如皮球充氣而堅，如受重負一般。按摩此穴可改善其所致的頸背僵硬、腰脊強痛等症。

足底反射區按摩

①**足部特效反射區**：頸項、頸椎、胸椎、肝、肩、肩胛骨、斜方肌、頭頸淋巴結、胸部淋巴結、下身淋巴結等反射區。

②食指扣拳法頂壓頸項、頸椎、胸椎、肝反射區各50次。

③食指扣拳法頂壓肩、肩胛骨、斜方肌反射區各50次。

④食指扣拳法頂壓頭頸淋巴結、胸部淋巴結、下身淋巴結反射區各50次。

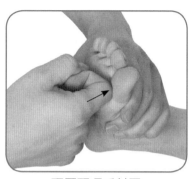

頂壓頸項反射區

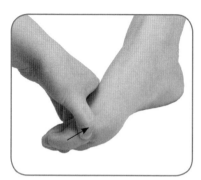

頂壓頸椎反射區

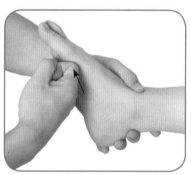

頂壓胸椎反射區

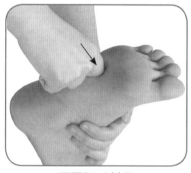

頂壓肝反射區

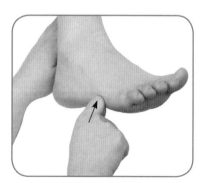

頂壓肩反射區

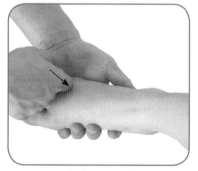

頂壓肩胛骨反射區

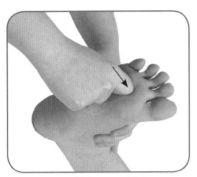

頂壓斜方肌反射區

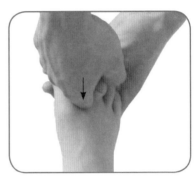

頂壓頭頸淋巴結反射區

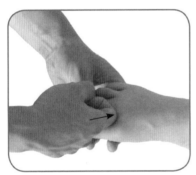

頂壓胸部淋巴結反射區

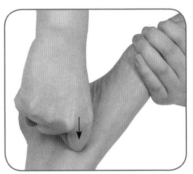

頂壓下身淋巴結反射區

其他按摩方法

①**背部掌揉法**：手掌在背部從上而下揉3遍，放鬆背部軟組織。

②**拇指揉背部7條線**：背部正中1條，兩側各3條。拇指揉可先健側後患側，從第1條線到第4條線依次

進行。每條線從上而下，有痛點或摩擦感可稍用力。

③**點揉肩胛骨及其周圍**：在肩胛骨內緣及上角處以拇指撥揉3~5次；在肩井穴附近找到肌肉的縫隙撥揉3~5次。

④**點揉枕部與頸上段**：在第2個頸椎棘突旁找到痛點，用點揉或撥法3~5次；在第5頸椎棘突旁找到痛點，用點揉或撥法3~5次。

按摩時的注意事項

①項背部勞損的按摩依項背部按摩基本程式進行操作，先做背部，再做項部；以勞損的局部痛點為重點，此處力量應稍大。

②頸椎關節的扳法可用於深層軟組織的勞損，以輕柔力量進行操作。正規的治療建議尋求專業醫師。

四、肩周炎

肩周炎全稱為肩關節周圍炎，是關節囊和關節周圍軟組織的一種遲退性、炎症性疾病，其炎症屬無菌性炎症。肩部疼痛後向頸、肘部放射，也可呈肩部廣泛性、靜止性痛。症狀主要表現為勞累後出現肩關節周圍疼痛，逐漸出現不能後展、無法上舉梳頭等症狀。

特效穴位按摩

1 拿按肩髃穴

①**取穴定位**：平舉上臂時，在肩峰前的凹陷處。

②**按摩方法**：取坐位，用食指按於肩髃穴，拇

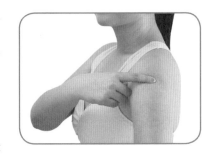

指按在肩前，邊拿邊按30~50次。

③**功效主治**：此穴具有通經活絡、疏散風熱的作用。多用於治療頸椎病、肩周炎、肩胛痛、臂痛、上肢癱瘓、肩臂風濕痛等。

2 按揉肩前穴

①**取穴定位**：位於肩部，正坐垂臂，在腋前皺襞頂端與肩髃穴連線的中點處。

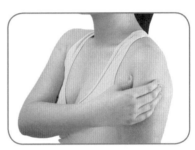

②**按摩方法**：用拇指螺紋面按揉患側肩前穴2分鐘，指下要實，力度適中，不可用蠻勁。以局部有痠脹感或痠痛感為準。

③**功效主治**：此穴具有通行氣血、疏通經絡的作用，多用於治療肩臂痛、臂不能舉、上肢癱瘓、肩周炎、肩臂內側痛等。

3 按揉肩貞穴

①**取穴定位**：臂內收，在腋後皺襞上1寸處。

②**按摩方法**：取坐位，中指指端按於肩貞穴，順時

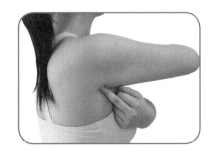

針方向按揉2分鐘，力度適中，以局部有明顯痠脹或痠痛感為佳。

③**功效主治**：此穴具有清頭聰耳、通經活絡的作用。多用於治療肩周炎、腦血管病後遺症、頸淋巴結結核、肩關節及軟組織疾病、上肢癱瘓、腋多汗症。

4 按揉肩井穴

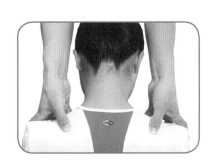

①**取穴定位**：在後頸根部第7頸椎與肩峰之間的中點處。

②**按摩方法**：被按摩者取坐位，按摩者用雙手拇指按壓肩井穴約1分鐘，然後按揉約2分鐘，以局部感到痠脹為佳。

③**功效主治**：此穴具有袪風清熱、活絡消腫的作用。多用於治療肩背部痠痛、肩周炎、肩膀疼痛、不能伸舉、頸椎病、頭項強痛、頸椎活動受限、落枕、頸項肌痙攣、中風後遺症、小兒麻痺

後遺症等。

⑤ 按揉肩髎穴

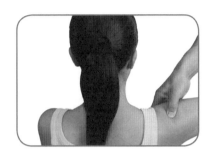

① **取穴定位**：上臂外展
90°時，在肩部最高點
後下緣的凹陷處。

② **按摩方法**：被按摩者取
坐位，按摩者站於被按摩者肩膀疼痛一側，大拇
指順時針方向按揉肩髎穴約2分鐘，然後逆時針方
向按揉約2分鐘，以局部感到痠脹為佳。

③ **功效主治**：此穴具有袪風濕、通經絡的作用。多
用於治療肩周炎、肩膀疼痛、不能伸舉、肩部肌
肉萎縮。

⑥ 按揉極泉穴

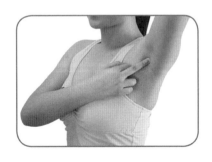

① **取穴定位**：舉臂開腋，
在腋窩中間取穴。

② **按摩方法**：取坐位，
上肢略外展，用左手
或右手中指螺紋面按於對側極泉穴，用力按揉2分

鐘，以局部有痠脹感或電麻感向指端放射為佳。

③**功效主治**：此穴具有散風活絡、行氣活血的作用。多用於治療肩關節疼痛、腫脹，肩周炎，肩關節僵直，肘臂不能舉動，上肢麻木、疼痛等。

7 按揉天宗穴

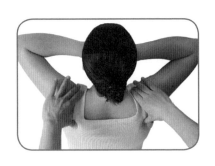

①**取穴定位**：兩手食指、中指、無名指、小指搭在被按摩者肩膀上，拇指自然向下，拇指指端所指部位即是該穴位。

②**按摩方法**：被按摩者取坐位或俯臥，按摩者兩手拇指先順時針方向輕輕按揉天宗穴1分鐘，然後逆時針方向按揉1分鐘。

③**功效主治**：此穴具有舒筋活絡、理氣消腫的作用。多用於治療頸椎病頸部僵痛、頸項頰頜腫痛、肩胛部疼痛、肩周炎、肩背軟組織損傷、肩關節疼痛、肘臂外後側痛、上肢不舉等。

⑧ 按揉曲池穴

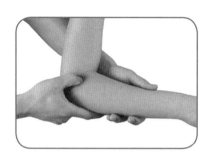

①**取穴定位**：屈曲肘關
　節，在肘橫紋的外側
　頭。

②**按摩方法**：按摩者左手
　托住被按摩者手臂，用右手拇指順時針方向按揉
　曲池穴2分鐘，然後逆時針方向按揉2分鐘，左右
　手交替，以局部感到痠脹為佳。

③**功效主治**：此穴具有清熱和營、降逆活絡的作
　用。多用於治療頸椎疼痛、肩周炎、上肢過電樣
　疼痛、手臂麻木、肘關節炎、急性腦血管病後遺
　症等。

足底反射區按摩

①**足部特效反射區**：肩胛骨、斜方肌、頸項、肘關
　節、頸椎、胸椎反射區。

②食指扣拳法頂壓肩胛骨、斜方肌反射區各50次。

③食指扣拳法頂壓頸項、肘關節、頸椎、胸椎反射

區各50次。

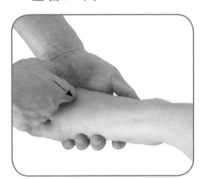

頂壓肩胛骨反射區

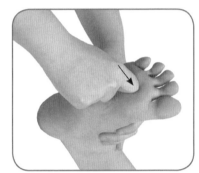

頂壓斜方肌反射區

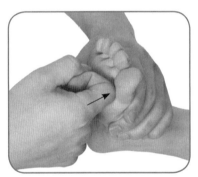

頂壓頸項反射區

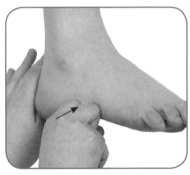

頂壓肘關節反射區

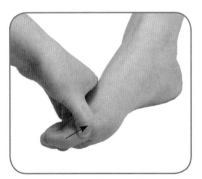

頂壓頸椎反射區

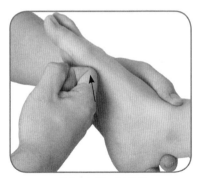

頂壓胸椎反射區

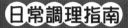
日常調理指南

① 紅花油有活血化瘀、疏經通絡、止痛的功效，肩膀疼痛的時候外搽紅花油，然後揉摩肩膀，可緩解疼痛。

② 肩周炎食療法：川烏薏為粥：生川烏末12克、薏米30克，將薏米和川烏一同加水煮粥，先用大火煮沸，再改用小火慢慢熬成稀粥，加入薑汁5CC，蜂蜜10CC，攪勻，空腹溫熱服下，每日1劑；黃花山藥蓮子粥：黃花、蓮子肉、山藥各100克，共煮成粥，空腹食用。

③ 治療期間，免提重物，注意局部保暖。局部可配合熱敷，每天1次，每次10分鐘。水溫不要過高，以免燙傷。

④ 肩周炎治療過程，有「三分治，七分練」之說，所以每日宜自我鍛鍊10分鐘，方法有「蠍子爬牆」、背後把手。

五、肩部肌肉勞損

肩部肌肉勞損主要出現在肩部的後方區域，特別是肩胛骨的後方及外側的肌肉更容易出現勞損。長期使用滑鼠或以手指擊打鍵盤，肩部後方及下肢後方的肌肉長時間處於緊張狀態，局部血管痙攣，血液供應差，代謝產物堆積在局部，產生局部的無菌性炎症及疼痛，再加上冷氣環境、受風、受寒會更加重局部的肌肉痙攣與疼痛。

特效穴位按摩

1 按摩巨骨穴

①**取穴定位**：位於肩部，在鎖骨肩峰端（肩部高骨）與肩胛崗之間的凹陷處。

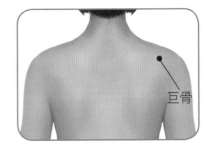

巨骨

②**按摩方法**：一手五指放在患側肩前部，食指指端按住巨骨穴，一按一鬆，約按摩1分鐘，至局部有發熱感。

③**功效主治**：此穴具有化痰散結、通絡止痛的作用。多用於治療肩胛疼痛、腋下痛、肩部肌肉痠痛僵硬及瘀青等。

2 揉撥肩中俞

①**取穴定位**：位於背部，在第7頸椎棘突下，旁開2寸處。

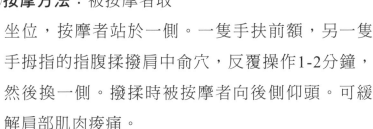

肩中俞

②**按摩方法**：被按摩者取坐位，按摩者站於一側。一隻手扶前額，另一隻手拇指的指腹揉撥肩中俞穴，反覆操作1-2分鐘，然後換一側。撥揉時被按摩者向後側仰頭。可緩解肩部肌肉痠痛。

3 按揉肩貞穴

①**取穴定位**：在肩關節後下方，手臂內收時，腋後紋頭上1大拇指寬處。

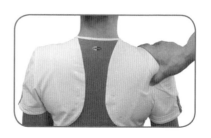

②**按摩方法**：被按摩者取坐位，按摩者站於被按摩者肩膀疼痛一側，大拇指順時針方向按揉肩貞穴約2分鐘，然後逆時針方向按揉約2分鐘，以局部感到痠脹為佳。

③**功效主治**：此穴具有清頭聰耳、通經活絡的作用。多用於治療肩周炎、肩膀疼痛、肩膀不能伸舉、肩部肌肉萎縮、肩部肌肉勞損等。

④ 按揉天髎穴

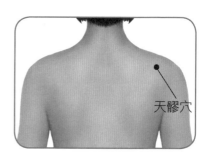

天髎穴

①**取穴定位**：在肩胛部，肩井穴與曲垣穴的中間，當肩胛骨上角處。

②**按摩方法**：被按摩者取坐位，按摩者用雙手拇指指腹向下按壓，並做圈狀按摩，至局部有發熱感。

③**功效主治**：此穴為交會穴之一，手足少陽、陽維

之會。具有祛風除濕、通經止痛的作用。經常按摩此穴可改善頸項強痛、缺盆中痛、肩臂痛、頸椎病、落枕、崗上肌腱炎、肩背部疼痛。

足底反射區按摩

①**足部特效反射區**：肩、肩胛骨、斜方肌、頸項、肘關節、頸椎、胸椎、肝、脾、肺、頸部淋巴結等反射區。

②食指扣拳法頂壓肩、肩胛骨、斜方肌反射區各50次。

③食指扣拳法（或拇指推按法）頂壓（或推按）頸項、肘、頸椎、胸椎、肝、脾、肺反射區各50次。

④食指扣拳法頂壓頸部淋巴結反射區50次。

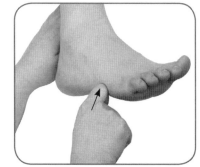

頂壓肩反射區

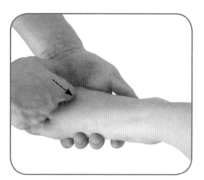

頂壓肩胛骨反射區

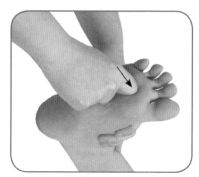

頂壓斜方肌反射區

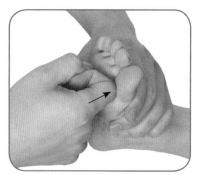

頂壓頸項反射區

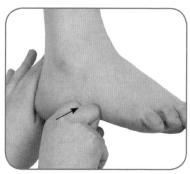

頂壓肘關節反射區

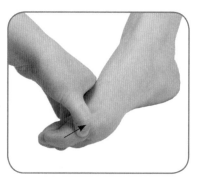

推按頸椎反射區

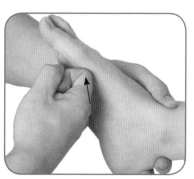

頂壓胸椎反射區

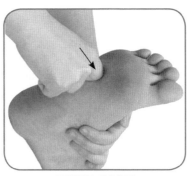

頂壓肝反射區

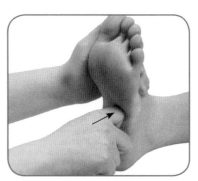

頂壓脾反射區

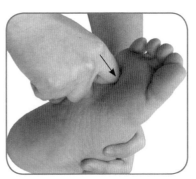

頂壓肺反射區

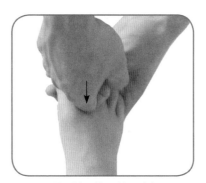

頂壓頸部淋巴結反射區

其他按摩方法

①**掌揉肩部後方**：掌揉肩部後方肌肉5~10分鐘，肩胛骨後方及外側有肌肉處要重點按揉。

②**點揉肩胛骨後方及外側**：拇指從肩胛骨後方的內側開始點揉，逐漸移至肩胛骨後方的外側，逐一

尋找壓痛點。多數患者在天宗穴部位痠痛明顯。由於此處肌肉薄，較為敏感，點揉手法不能太重。順肩胛骨的外側緣也可找到壓痛點，力量可稍重。

③**拿肩部**：取坐位，雙手拿揉一側肩部5分鐘，至肩部有發熱感，然後換一肩做同樣的動作，注意在拿揉時應進一步放鬆肌肉，使局部感覺舒適。

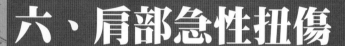

六、肩部急性扭傷

運動肩部時，因不協調或用力過大，出現肩部的疼痛，肩部活動時疼痛出現或加重，是為肩部急性扭傷。肩部急性損傷多發生在肌肉的兩端，即肌腱部分。肩部常見的急性損傷有肱二頭肌長頭肌腱腱鞘炎和崗上肌肌腱炎。

特效穴位按摩

1 按揉肩髎穴

①**取穴定位**：位於肩部，在肩關節外展時於肩峰後下方呈現凹陷處。

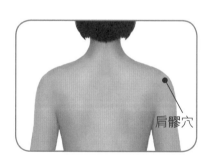

肩髎穴

②**按摩方法**：一手上臂稍微外展，另一手張掌放在患側肩部，拇指按住肩髎穴，做按揉活動或盡量

搖動肩關節，約1分鐘。

③**功效主治**：此穴屬手少陽三焦經，具有袪風濕、通經絡的作用。

2 按揉肩貞穴

①**取穴定位**：位於肩關節後下方，手臂內收時，在腋後紋頭上1大拇指寬處。

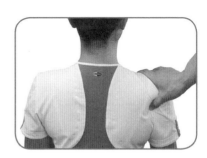

②**按摩方法**：被按摩者取坐位，按摩者站於被按摩者肩膀疼痛一側，大拇指順時針方向按揉肩貞穴約2分鐘，然後逆時針方向按揉約2分鐘，以局部感到痠脹為佳。

③**功效主治**：此穴多用於治療肩周炎、肩膀疼痛、肩膀不能伸等病。

3 按壓肩髃穴

①**取穴定位**：手掌向下，把手臂從側方上升抬高，在手臂平舉的狀

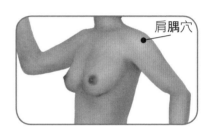

肩髃穴

態下，觸摸肩膀前端與手臂根部附近有一凹陷處，此凹點即是肩髃，左右各一。

②**按摩方法**：被按摩者取坐位，按摩者用雙手手掌包住肩頭，以大拇指指腹按壓該穴3分鐘，至局部有發熱感。

③**功效主治**：此穴具有通經活絡、消腫止痛的作用。肩周炎、肩部扭傷的患者，揉壓肩髃部位可立刻減緩疼痛、消除紅腫。

4 按揉臑會穴

①**取穴定位**：位於臂外側，在肘尖與肩髃穴的連線上，肩髃穴下3寸，三角肌的後緣。

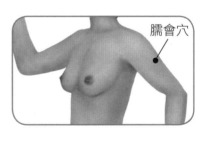

臑會穴

②**按摩方法**：按摩者左手托住被按摩者手臂，用右手拇指順時針方向按揉臑會穴2分鐘，然後逆時針方向按揉2分鐘，左右手交替，以局部感到痠脹為佳。

③**功效主治**：此穴具有化痰散結、通絡止痛的作用。

5 按摩臂臑穴

① **取穴定位**：位於臂外側，三角肌止點處，在曲池與肩髃連線上，曲池上7寸。

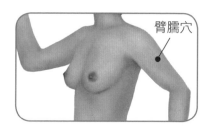

臂臑穴

② **按摩方法**：一手四指放在患側上臂外部，拇指按在臂臑穴，上下推擦，約1分鐘；或者一手食指按在患側上臂臑穴，中指移放在食指上加壓，一按一鬆，約1分鐘。

③ **功效主治**：此穴具有清熱明目、通經通絡作用。

足底反射區按摩

① **足部特效反射區**：頸部淋巴結、頸椎、胸椎等反射區。

② 食指扣拳法頂壓頸部淋巴結反射區50次。

③ 拇指指腹推壓法推按頸

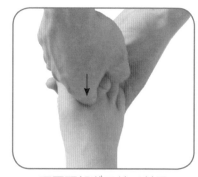

頂壓頸部淋巴結反射區

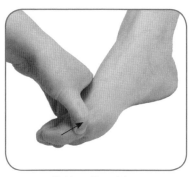

推按頸椎反射區

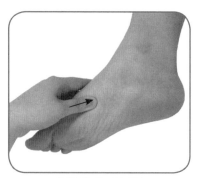

推按胸椎反射區

椎和胸椎反射區各30次。

④頂壓頸部淋巴結反射區

其他按摩方法

①**撥捋肌腱**：可撥、捋肱二頭肌長頭肌腱或岡上肌肌腱，具體方法為：垂直於肌腱走向用撥法3~5次；順肌腱走向用推捋法5~10次。

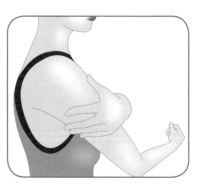

撥捋肌腱

②**肩關節搖法**：一手點按肱二頭肌長頭肌腱或岡上

肌肌腱有壓痛處，一手托住肘部，搖動肩關節。

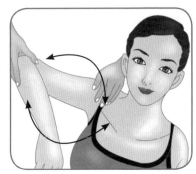

肩關節搖法

按摩時的注意事項

①按摩時注意不要採用粗暴動作，以免增加損傷程度。

②在急性期盡量避免直接按摩扭傷處，可在遠端進行按摩。

③對於疼痛劇烈者，按摩時可先配合濕熱敷和耳穴按摩法進行治療，以緩解疼痛和痙攣。

七、腰背痛

腰背痛是上班族最常見的疼痛症狀之一。長時間維持一個姿勢，腰背部的肌肉就會勞損，產生慢性或急性的肌肉炎症，從而出現腰背痛。其主要症狀是久坐後或者久站後會有很明顯的疼痛感，疼痛嚴重的不能彎腰撿東西，甚至不敢深呼吸。

特效穴位按摩

1 按揉心俞穴

①**取穴定位**：位於肩胛骨內側，在第5胸椎下旁開2橫指寬處。

②**按摩方法**：取坐位，用

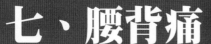

中指指腹按於心俞穴，順時針方向按揉2分鐘，左右手交替。

③**功效主治**：此穴具有寬胸理氣、通絡安神、扶正去邪的作用。多用於治療肋間神經痛、背部軟組織損傷、胸背痛等。

2 按揉肝俞穴

①**取穴定位**：位於肩胛骨內側，在第9胸椎下旁開2橫指處。

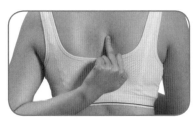

②**按摩方法**：取坐位，兩手握拳，用中指的掌指關節突起部順時針方向按揉肝俞穴2分鐘，以局部產生痠脹感為準。

③**功效主治**：此穴具有疏肝利膽、通絡活血的作用。

3 按揉膈俞穴

①**取穴定位**：位於背部，在第7胸椎棘突下旁開2橫指，平肩胛下角處。

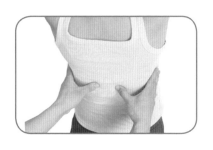

②**按摩方法**：被按摩者取俯臥位，按摩者站於一

側，兩手拇指順時針方向按揉兩側膈俞穴2分鐘，再逆時針方向按揉2分鐘，以局部按壓有痠脹感為宜。

③ **功效主治**：此穴具有理氣寬胸、活血通脈的作用。多用於治療背部瘀血疼痛、背部肌肉勞損、慢性出血性疾病等。

④ 按揉腎俞穴

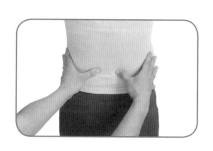

① **取穴定位**：位於腰部，在第2腰椎棘突下旁開2橫指寬處，左右各一穴。

② **按摩方法**：被按摩者取俯臥位，按摩者用兩手拇指按壓腎俞穴1分鐘，再順時針方向按揉1分鐘，然後逆時針方向按揉1分鐘，以局部感到痠脹為佳。

③ **功效主治**：此穴具有益腎助陽、強腰利水的作用。多用於治療腰痠腿痛、腰肌勞損、腰椎間盤突出症、下肢腫脹、全身疲勞等。

5 按揉俞門穴

① **取穴定位**：位於腰部，在第2腰椎棘突下緣的凹陷中。

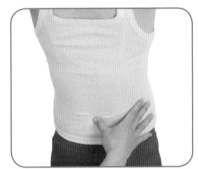

② **按摩方法**：被按摩者取俯臥位，按摩者用大拇指順時針方向按揉命門穴2分鐘，然後逆時針方向按揉2分鐘。

③ **功效主治**：此穴具有補腎壯陽、增強體質的作用。多用於治療腰痠腿軟、腰肌勞損、腰椎間盤突出症、棘間韌帶炎、下肢腫脹等。

6 揉擦八髎穴

① **取穴定位**：在骶椎上，分為上、次、中和下，左右共8個穴位，分別在第1、2、3、4骶後孔中，合稱「八髎穴」。

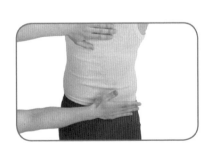

② **按摩方法**：被按摩者俯臥，按摩者用一手緊貼骶部兩側八穴處，自上而下揉擦至尾骨兩旁約2分

鐘。以局部按壓有痠脹感為宜。

③**功效主治**：此穴具有補益下焦、強腰利濕的作
用。多用於治療腰骶部疼痛、腰背痛、腰骶關節
炎、膝關節炎、坐骨神經痛、下肢癱瘓、小兒麻
痺後遺症等。

7 **點按委中穴**

① **取穴定位**：在膝蓋後
面，膕窩的正中央
處。

② **按摩方法**：被按摩者取
俯臥位，按摩者用食
指、拇指或中指點按委中穴10秒，然後放鬆3秒，
反覆進行5~8次，然後輕輕揉動委中穴約2分鐘。

③ **功效主治**：此穴具有舒筋活絡、泄熱清暑、涼血
解毒的作用。多用於治療腰背部疼痛、腰痠腿
痛、坐骨神經痛、腦血管病後遺症、風濕性膝關
節炎、腓腸肌痙攣、下肢腫脹、全身疲勞等。

足底反射區按摩

① **足部特效反射區**：肋骨、胸椎、腰椎、骶椎、尾椎、髖關節、坐骨神經等反射區。

② 拇食指扣拳，頂壓胸椎反射區50次。

③ 向足跟方向依序拇指指腹推壓法推按尾椎反射區30次。

④ 拇指推壓法推按髖關節、坐骨神經反射區各50次。

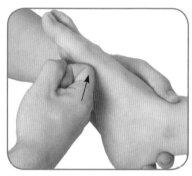

頂壓胸椎反射區

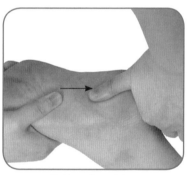

推按尾椎反射區

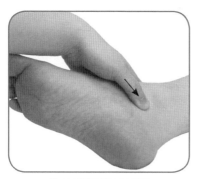

推按髖關節反射區

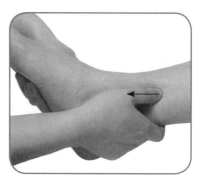

推按坐骨神經反射區

其他按摩方法

①**背部**：被按摩者俯臥，按摩者用雙手掌以脊柱兩側為起點，向身體外側呈弧狀摩擦、推運，慢慢向腰部進展。反覆做10次。

②**肩部**：被按摩者俯臥，按摩者雙手抓肩，用拇指指腹向腰部方向按壓。反覆10次。

③**腰部**：被按摩者俯臥，按摩者將雙手以蝶形放在腰上，橫向摩擦、按壓。指尖到正側部時，指尖不動，只用手掌滑動摩擦。反覆10次。

④**臀部**：被按摩者俯臥，按摩者將雙手以蝶形放在臀部，橫向按壓。反覆10次。如果臀部變得柔

軟，那麼腰部的負擔可減輕很多。

日常調理指南

①護腰帶或腰部支撐物的使用，可限制脊椎和腰部的活動，減少機械性受力，從而矯正不良姿勢。

②避免碰撞、突然跳躍、扭轉運動等，切勿攀高舉重。

③需預防便秘，可多食新鮮蔬果及高纖維食物。

④女性盡量不穿高跟鞋。

⑤盡量避免運動時過度地伸展腰背，如彎下、突然躍起、猛跳或抬高腿等。

八、腰肌勞損

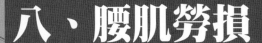

腰 肌勞損是由於急性腰肌扭傷未能修復，或反覆多次的腰肌輕微損傷等原因而引起腰部痠痛的一種病症。本病好發於成年人，是長期在固定體位或不良姿勢下工作引起的。症狀主要表現為腰部隱隱作痛，腰部兩側大肌肉有痠痛感。受涼後腰部隱痛症狀明顯加重。

特效穴位按摩

1 按揉腎俞穴

①**取穴定位**：位於腰部，在第2腰椎棘突下旁開2橫指寬處，左右各一穴。

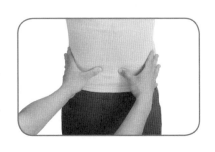

②**按摩方法**：被按摩者取俯臥位，按摩者用兩手拇

指重疊按壓腎俞穴1分鐘，再順時針方向按揉1分鐘，然後逆時針方向按揉1分鐘，以局部感到痠脹為佳，左右兩邊交替按摩。

③**功效主治**：此穴具有益腎助陽、強腰利水的作用。多用於治療腰痠腿痛、腰肌勞損、腰椎間盤突出症、下肢腫脹、全身疲勞等。

② 按揉命門穴

①**取穴定位**：位於腰部，在第2腰椎棘突下緣的凹陷中。

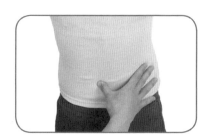

②**按摩方法**：被按摩者取俯臥位，按摩者用大拇指順時針方向按揉2分鐘，然後逆時針方向按揉2分鐘。

③**功效主治**：此穴具有補腎壯陽、增強體質的作用。多用於治療腰痠腿軟、腰肌勞損、腰椎間盤突出症、棘間韌帶炎、下肢腫脹、全身疲勞等。

③ 按揉志室穴

①**取穴定位**：位於腰部，在第2腰椎棘突下旁開4指

寬處。

②**按摩方法**：被按摩者取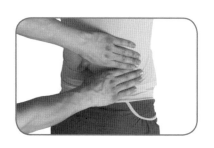
俯臥位，按摩者用兩
手拇指重疊按壓志室
穴1分鐘，再順時針方
向按揉1分鐘，然後逆時針方向按揉1分鐘，以局
部感到痠脹為佳，左右兩邊交替按摩。

③**功效主治**：此穴具有益腎固精、清熱利濕、強壯
腰膝的作用。多用於治療腰背痠痛、腰背部冷
痛、腰肌勞損等。

❹ 揉撥腰三橫突處

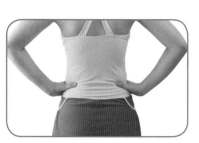

①**取穴定位**：在第3腰椎
橫突處。

②**按摩方法**：取坐位，兩
手拇指螺紋面對準兩側腰三橫突部位，由內向外
揉撥3分鐘，達到有明顯痠脹或痠痛感，並有輕度
溫熱感為佳。

③**功效主治**：具有緩解疼痛、鬆解粘連的作用。多
用於治療腰背痠痛、腰背部冷痛、腰肌勞損、腰

椎間盤突出症、棘間韌帶炎等。

5 按揉腰眼穴

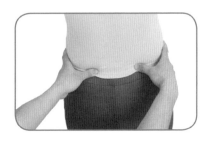

①**取穴定位**：位於腰部，在第4腰椎棘突下旁開4橫指稍寬處。

②**按摩方法**：被按摩者取俯臥位，按摩者用兩手拇指按壓腰眼穴1分鐘，再順時針方向按揉1分鐘，然後逆時針方向按揉1分鐘。

③**功效主治**：此穴具有強腰健腎的作用，多用於治療腰背痠痛、腰肌勞損、腰部冷痛、急性腰扭傷、腰椎間盤突出症、腰椎管狹窄症等。

6 揉擦八髎穴

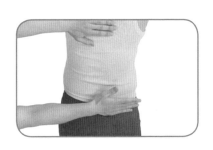

①**取穴定位**：在骶椎上，分為上、次、中和下，左右共8個穴位，分別在第1、2、3、4骶後孔中，合稱「八髎穴」。

②**按摩方法**：被按摩者取俯臥位，按摩者用一手緊

貼骶部兩側八髎穴處，自上而下揉擦至尾骨兩旁約2分鐘。以局部有痠脹感為宜。

③**功效主治**：此穴具有補益下焦、強腰利濕的作用。多用於治療腰骶部疼痛、腰背痛、腰骶關節炎、膝關節炎、坐骨神經痛等。

7 按揉委中穴

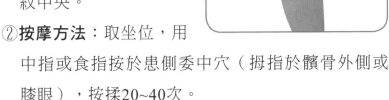

①**取穴定位**：在腿部膕橫紋中央。

②**按摩方法**：取坐位，用中指或食指按於患側委中穴（拇指於髕骨外側或膝眼），按揉20~40次。

③**功效主治**：此穴具有舒筋活絡、泄熱清暑、涼血解毒的作用。可治療腰背部疼痛、腰痠腿疼、下肢腫脹，緩解全身疲勞、膝關節周圍疼痛、下肢痿痹等。

8 按揉太溪穴

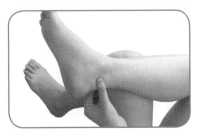

①**取穴定位**：位於內踝後方，在內踝尖與肌腱

之間的凹陷處。

②**按摩方法**：取坐位，拇指按於太溪穴，順時針方向按揉2~3分鐘，以局部痠脹感為準。

③**功效主治**：此穴具有滋陰益腎、壯陽強腰的作用。

足底反射區按摩

①**足部特效反射區**：腰椎、骶椎、生殖腺、內尾骨、外尾骨、坐骨神經、髖關節等反射區。

②向足跟方向拇指指腹推壓法推按腰椎、骶椎反射區各50次。

③食指扣拳法頂壓生殖腺反射區各50次。

④用食指中節橈側面勾刮內尾骨反射區的後部；用食指近側指間關節背側突出部頂壓跟骨內下角處；用食指中節勾刮內尾骨反射區的前部；注意勾刮的力度要均勻並逐次加重，以局部痠痛為好，每種操作方式各10次。

⑤拇指推壓法推按髖關節、坐骨神經反射區各50次。

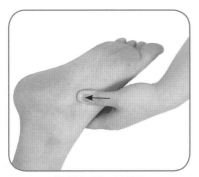

推按腰椎反射區

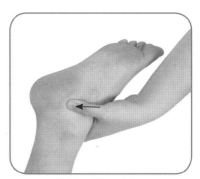

推按骶椎反射區

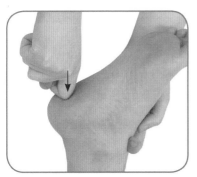

頂壓生殖腺反射區

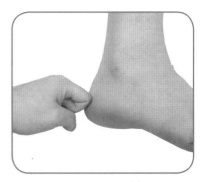

頂壓尾骨內側

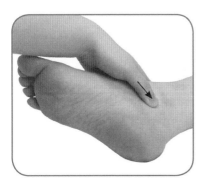

推按髖關節反射區

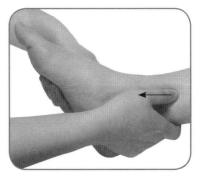

推按坐骨神經反射區

▌其他按摩方法

① **揉按足太陽膀胱經**：按摩者用一手掌根或大魚際自上而下揉按被按摩者腰部脊柱兩邊足太陽膀胱經循行路線，另一手協助晃動腰椎，放鬆腰部肌肉，揉按約5分鐘，以被按摩者腰背部感到微熱為佳。

② **擦膀胱經腰段（第1腰椎至第5腰椎段）**：兩手握空拳，用拳眼在腰部兩側膀胱經做上下往返摩擦50次，拳眼緊貼體表做上下往返摩擦，手法用力宜輕，節奏宜快。局部有明顯溫熱並向深部透熱，摩擦後即感腰部舒適，溫熱感可持續一定時間。

③ **搓腰**：按摩者兩手手掌分別放在被按摩者兩側腰部的脊柱兩旁，一上一下，不斷搓擦，並配合以腰部活動。

④ **捶骶**：按摩者手捏空拳，敲打被按摩者骶部，兩拳交替，一起一落。

⑤ **叉腰屈伸**：站立位，兩手叉腰，兩手拇指螺紋面

按於腰眼穴，做腰部屈伸活動15~20次。腰部屈伸動作宜緩慢，特別是後伸動作要伸至最大限度，並持續片刻，也可配合叉腰做旋轉腰部活動，向左旋轉與向右旋轉交錯進行，運動後即感腰部輕鬆。

⑥**旋腰轉背**：取站立姿勢，兩手上舉至頭兩側與肩同寬，拇指尖與眉同高，手心相對。吸氣時，上體由左向右扭轉，頭也隨著向後扭轉，呼氣時，由右向左扭動，一呼一吸為一次，可連續做8~32次。

日常調理指南

①生活工作中要注意糾正不良姿勢，擺正腰姿，不要過度用腰。

②要注意自我調節，勞逸結合，要經常變換各種體位以使腰部受力平衡，避免長期固定在一個動作上和強制的彎腰動作。

③注意坐姿和勞動姿勢，坐位時盡量向後靠住椅背，減少腰部軟組織的受力。在工作中，每隔1小時稍事休息，避免腰部長時間保持一種姿勢。

④要注意腰部的保暖，盡量減少房事的次數。

⑤床要睡硬板的，皮帶繫寬鬆些，經常熱敷一下腰，並用手橫擦腰部，把熱透進去。

⑥在日常的生活和工作中要加強腰背肌肉的鍛鍊。

⑦應有目的地加強腰背肌肉的鍛鍊，如做一些前屈後伸，腰部左右側彎迴旋以及仰臥起坐的動作。肥胖者應減肥，以減輕腰部的負擔。

⑧加強腰背肌鍛鍊，如堅持練習俯臥位飛燕點水、仰臥位直腿抬高。慢跑也是一種非常好的腰肌勞損預防及治療方法。

九、急性腰扭傷

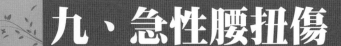

急性腰扭傷是腰部肌肉、筋膜、韌帶等軟組織因外力作用突然受到過度牽拉而引起的急性撕裂傷，常發生於搬抬重物、腰部肌肉強力收縮時。主要症狀表現為腰部一側或兩側劇烈疼痛，活動受限，不能翻身坐立和行走，常保持一定強迫姿勢，腰肌和臀肌緊張痙攣或可觸及條索狀硬塊。

特效穴位按摩

1 按揉夾脊穴

①**取穴定位**：位於腰背部，在第1胸椎至第5腰椎兩側，後正中線旁開0‧5寸處，一側17個穴位。

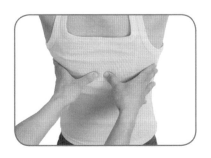

②**按摩方法**：被按摩者取俯臥位，按摩者分別用兩手拇指同時按揉夾脊穴各約30秒。

③**功效主治**：此穴具有疏通經絡、扶正祛邪的作用。多用於治療背部的各種疼痛或功能不良、腰部扭傷、腰肌勞損、腰背部僵硬、全身疲勞等。

2 按揉腎俞穴

①**取穴定位**：位於腰部，在第2腰椎棘突下旁開2橫指寬處，左右各一穴。

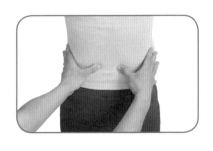

②**按摩方法**：被按摩者取俯臥位，按摩者用兩手拇指重疊按壓腎俞穴1分鐘，再順時針方向按揉1分鐘，然後逆時針方向按揉1分鐘，以局部感到痠脹為佳，左右兩邊交替按摩。

③**功效主治**：此穴具有益腎助陽、強腰利水的作用。多用於治療腰痠腿痛、腰肌勞損、腰椎間盤突出症、腰部扭傷、下肢腫脹、全身疲勞等。

3　按揉命門穴

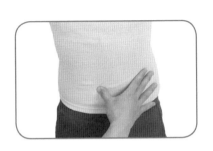

①**取穴定位**：位於腰部，在第2腰椎棘突下緣的凹陷中。

②**按摩方法**：被按摩者取俯臥位，按摩者用大拇指順時針方向按揉2分鐘，然後逆時針方向按揉2分鐘。

③**功效主治**：此穴具有補腎壯陽、增強體質的作用。多用於治療腰痠腿軟、腰部扭傷、腰肌勞損、腰椎間盤突出症、棘間韌帶炎、下肢腫脹、全身疲勞等。

4　按揉腰眼穴

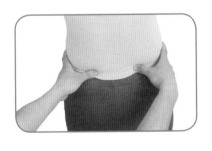

①**取穴定位**：位於腰部，在第4腰椎棘突下旁開4橫指稍寬處，左右各一穴。

②**按摩方法**：被按摩者取俯臥位，按摩者用兩手拇指按壓腰眼穴1分鐘，再順時針方向按揉1分鐘，

然後逆時針方向按揉1分鐘。

③**功效主治**：此穴具有強腰健腎的作用，多用於治療腰背痠痛、腰肌勞損、腰部冷痛、急性腰扭傷、腰椎間盤突出症、腰椎管狹窄症等。

5 揉擦八髎穴

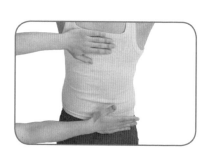

①**取穴定位**：在骶椎上，分為上、次、中和下，左右共8個穴位，分別在第1、2、3、4骶後孔中，合稱「八髎穴」。

②**按摩方法**：被按摩者取俯臥位，按摩者用一手緊貼骶部兩側八髎穴處，自上而下揉擦至尾骨兩旁約2分鐘。以局部按壓有痠脹感為宜。

③**功效主治**：此穴具有補益下焦、強腰利濕的作用。多用於治療急性腰扭傷、腰骶部疼痛、腰痠腿痛、腰部紅腫等。

6 點揉委中穴

①**取穴定位**：位於膝蓋後面，在膕窩的正中央。

②**按摩方法**：被按摩者取俯臥位，按摩者用兩手食指、拇指或中指點按委中穴10秒，然後放鬆3秒，反覆5~8次，然後輕輕揉動約2分鐘。

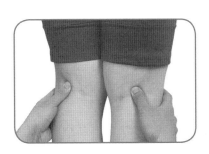

③**功效主治**：此穴具有舒筋活絡、泄熱清暑、涼血解毒的作用。多用於治療一切腰背部疼痛、腰扭傷、腰痠腿痛、下肢腫脹、全身疲勞、膝關節周圍疼痛等。

7 **點按承山穴**

① **取穴定位**：蹺腳趾時，在小腿肚下方呈「人」字形紋頂端的凹陷處。

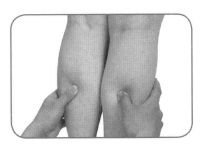

②**按摩方法**：被按摩者取俯臥位並全身放鬆，按摩者用兩手大拇指由輕到重點按承山穴約2分鐘。

③**功效主治**：此穴具有理氣止痛、舒筋活絡的作用。多用於治療腰背疼痛、腰扭傷、坐骨神經

痛、腓腸肌痙攣、下肢癱瘓等。

足底反射區按摩

① **足部特效反射區**：腎、膀胱、輸尿管、肺、胸
　椎、腰椎、骶椎、甲狀旁腺等反射區。

② **按摩方法**：食指扣拳法頂壓腎、膀胱反射區各50
　次，按摩力度以局部脹痛為宜。

③ **拇指指腹推壓法**：推按輸尿管、肺反射區各50
　次。

④ 向足跟方向拇指指腹推壓法推按胸椎、腰椎、骶
　椎反射區各50次。

⑤ 食指扣拳法頂壓甲狀旁腺50次。

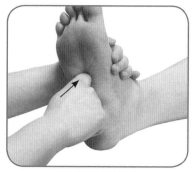

頂壓腎反射區

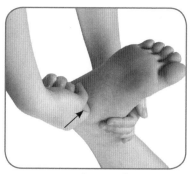

頂壓膀胱反射區

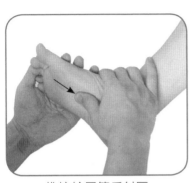

推按輸尿管反射區

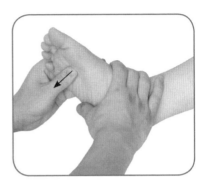

推按肺反射區

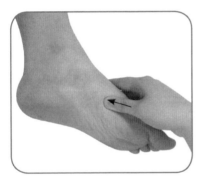

推按胸椎反射區

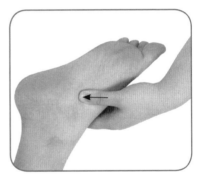

推按腰椎反射區

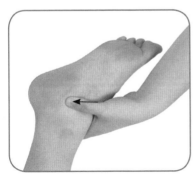

推按骶椎反射區

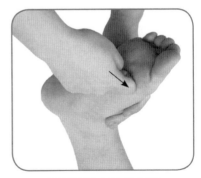

頂壓甲狀旁腺反射區

其他按摩方法

①**揉按痛點，緩解腰肌痙攣**：按摩者用雙手拇指重疊，逐漸用力按揉被按摩者疼痛最明顯的部位約5分鐘，以被按摩者感到腰痛減輕，可以輕微活動為止。

②**推揉舒筋法**：以掌根或小魚際肌著力，在腰部病變部位做半環揉壓。從上至下，先健側後患側，邊揉邊移動，使腰部皮膚感到微熱為宜（約2分鐘）。然後按摩者立於被按摩者右側，以右手掌根部和小魚際肌處緊貼病員腰部皮膚，掌根用力，沿脊柱做魚擺尾式推揉，由下而上，先健側後患側，重點放在患側。反覆推揉8~12次。

③**按揉膕窩**：被按摩者俯臥，下肢伸直，按摩者將一手中指屈曲，把屈曲時突出的部分置於膕窩處，揉動1~3分鐘，再以掌心置於膕窩處輕揉1分鐘。

④**推摩背部**：兩腿齊肩寬站好，上體稍後仰，兩手掌從八髎穴向上至肝俞穴，上下來回推摩，然後

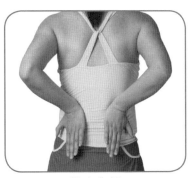

推摩背部

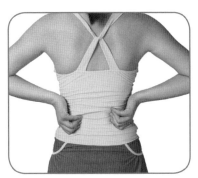

提拿腰部諸肌

再用兩手拇指貼近脊柱兩側骶棘肌上，做彈撥動
作2分鐘，最後用相同的方法，同樣部位反覆推摩
2分鐘。

⑤ **提拿腰部諸肌**：用雙手拇指和其餘四指指腹對合
用力，提拿方向與肌腹垂直。從腰骶部至臀大
肌，由上而下、由輕到重、先健側後患側地進
行。

按摩時的注意事項

　　如果腰扭傷疼痛明顯者，有時很小的體位改變
也會引發腰部的劇烈疼痛，因此應避免用掌揉等可
能使患者身體搖晃的手法，可直接用小面積的拇指

點、揉法查找痛點，找到後在痛點上採用點、撥手法，往往可起到明顯的效果，疼痛可得到緩解。

日常調理指南

①急性腰扭傷的患者應該正確佩戴材料相對較硬的腰圍或護腰，保護腰椎，緩解腰肌痙攣。

②扭傷之後在關節扭傷的部位用冰塊或冷毛巾外敷，或將患處浸於冷水內15~30分鐘。

③一旦腰扭傷後，應平臥硬板床，並注意腰扭傷部位肌肉的保暖，不要再做劇烈運動。長距離轉運時，應將患處加壓彈性繃帶，防止內出血。

④急性腰扭傷者不能睡軟床，需臥硬床休息2~3天，之後可逐漸進行腰部活動（如撐腰環繞、搓腰等），有利於損傷局部炎症的消退。

十、腰椎間盤突出

腰椎間盤突出症是臨床常見病，好發於20~40歲的中青年人，由於腰椎間盤病變，纖維環失去彈性，產生裂隙引起；或在外力作用下，椎間盤纖維環破裂髓核脫出，壓迫神經根產生腰腿痛等症狀。主要發生在腰骶部，即腰部的下段。

特效穴位按摩

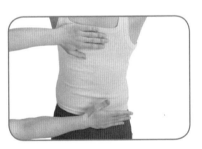

1 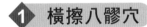 橫擦八髎穴

① **取穴定位**：在骶椎上，分為上髎、次髎、中髎、下髎，左右共8個穴位，分別在第1、2、3、4骶後孔中，合稱「八髎穴」。

② **按摩方法**：被按摩者取俯臥位，按摩者一手扶其腰部，另一手緊貼骶部兩側八髎穴處，手掌著力

往返橫擦骶骨八髎穴處2分鐘。

③**功效主治**：此穴具有清熱利濕、調經止痛、通利二便的作用。治療腰骶部疼痛等病症、腰椎間盤突出等。

2 按揉命門穴

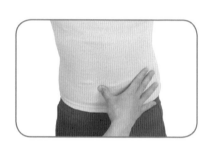

①**取穴定位**：位於腰部，在第2腰椎棘突下緣的凹陷中。

②**按摩方法**：被按摩者取俯臥位，按摩者用大拇指順時針方向按揉2分鐘，然後逆時針方向按揉2分鐘。

③**功效主治**：此穴具有補腎壯陽、增強體質的作用。多用於治療腰痠腿軟、腰肌勞損、腰椎間盤突出症、全身疲勞等。

3 指揉腰陽關

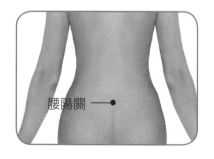

腰陽關 ——●

①**取穴定位**：位於腰部，在後正中線上，第4腰椎棘突下的凹陷中。

②**按摩方法**：被按摩者取俯臥位，按摩者用大拇指在腰陽關的位置打轉按摩，每次按揉100下，以感覺局部有痠脹感為宜。

③**功效主治**：此穴具有袪寒除濕、舒筋活絡的作用，多用於治療腰椎間盤突出、腰骶疼痛、下肢痿痹、腰骶神經痛、坐骨神經痛、類風濕病、小兒麻痹等症。

④ 擦腰俞穴

①**取穴定位**：位於骶部，在後正中線上，適對骶管裂孔處。

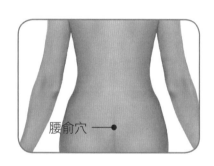

腰俞穴 ——

②**按摩方法**：取站位，握空拳揉擦該穴位30~50次，擦至局部有熱感為佳。

③**功效主治**：此穴具有調經清熱、散寒除濕的作用，多用於治療腰脊疼痛、腰椎間盤突出、下肢痿痹、腰骶神經痛等症。

⑤ 按揉腎俞穴

①**取穴定位**：位於腰部，在第2腰椎下旁開2橫指寬

處，左右各一穴。

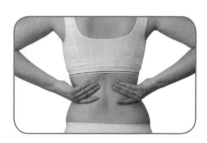

②**按摩方法**：取坐位或立位，雙手中指按於兩側腎俞穴，用力按揉30~50次，擦至局部有熱感為佳。

③**功效主治**：此穴具有益腎助陽、強腰利水的作用。多用於治療腰痠腿痛、腰肌勞損、腰椎間盤突出症、下肢腫脹、全身疲勞、月經不調等。

6 點按會陽穴

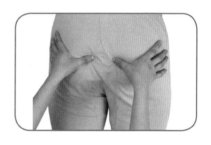

①**取穴定位**：在尾骨端旁開1小指寬處。

②**按摩方法**：被按摩者取俯臥位，雙腿分開，按摩者用拇指輕輕點按會陽穴約2分鐘，以局部有痠脹感為宜。

③**功效主治**：此穴具有清熱利濕、益腎固帶的作用。多用於治療腰椎間盤突出症、腰背痛、經期腰痛、坐骨神經痛等。

足部反射區按摩

①**足部特效反射區**：腎臟、膀胱、輸尿管、腰椎、骶椎等反射區。

②依次食指扣拳法頂壓腎、膀胱、下身淋巴反射區各100次，按摩力度以局部脹痛為宜。

③拇指指腹推壓法推按輸尿管反射區100次。

④向足跟方向依序拇指指腹推壓法推按腰椎、骶椎反射區各50次。

⑤拇指推按法推按髖關節50次，中指食指頂壓肘反射區50次。

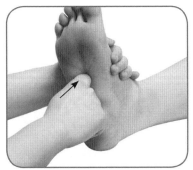

頂壓腎反射區

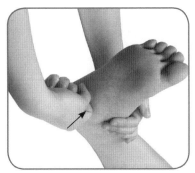

頂壓膀胱反射區

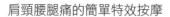

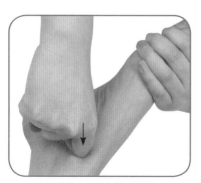

頂壓下身淋巴結反射區

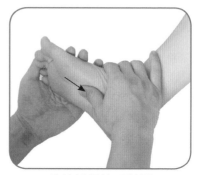

推按輸尿管反射區

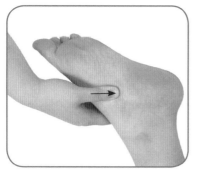

頂壓腰椎反射區

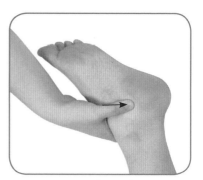

頂壓骶椎反射區

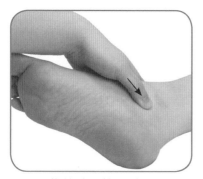

推按髖關節反射區

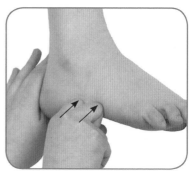

頂壓肘反射區

其他按摩方法

①**溫熨腰眼**：雙手搓熱，一直搓到雙手發燙，放在腰眼的位置，從上向下進行反覆的搓。

②**捏脊**：用拇指和食指把脊柱正中間的皮膚提起，從與肚臍相對的地方一直到尾椎。

③**摩揉腰部**：雙手握拳，拳眼沖上，用掌指關節順時針和逆時針各揉腰部18圈。

④**抓腰**：將拇指固定在腰部，其餘四指的指腹在腰部進行反覆的拉動。

按摩時的注意事項

患者處於急性腰椎間盤發作期時，症狀比較重，疼痛也比較劇烈，此時不宜進行按摩，應等病情在局部有了一定的緩解以後再在局部做一些輕柔的手法，然後重點在下肢遠端採用一些穴位治療，這樣就可以取得一些明顯的效果。

日常調理指南

①平時應注意保暖避風寒，還應避免過度勞累和劇烈的運動。

②腰椎間盤突出患者要注意自我保護，盡量要坐高一點的凳子，彎腰不要太猛，上床、翻身等動作都不能做得太快或太猛。

③腰椎間盤突出的季節性比較強，尤其到了換季的時候要注意，外出時最好繫上護腰。

④不要長期彎腰、久坐，否則會使腰椎處於後彎狀態，腰部肌肉韌帶均處在緊張狀態，增加腰椎間盤承受的壓力，不利於腰椎間盤康復。

⑤不要吃刺激性食物，因為腰椎間盤突出後對神經的壓迫刺激，使神經對外界刺激的敏感性加強，生冷、菸酒等刺激性食物會加大神經的刺激，對緩解腰椎間盤突出引起的疼痛不利。

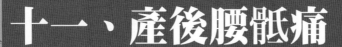

十一、產後腰骶痛

產後腰骶痛指產婦分娩後出現的腰骶部疼痛，這是因為分娩後，產婦盆腔內的組織不能很快恢復到孕前狀態，子宮也未能完全復位，在一段時間內，連接骨盆的韌帶鬆弛無力，或者在這個時期惡露排出不暢，導致宮腔內血液瘀積，都會引起腰痛。

特效穴位按摩

1 按揉命門穴

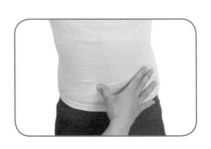

①**取穴定位**：位於腰部，在第2腰椎棘突下緣的凹陷中。

②**按摩方法**：被按摩者取俯臥位，按摩者用大拇指順時針方向按揉命門穴2分鐘，然後逆時針方向按

揉2分鐘，以局部有痠脹感為佳。

③**功效主治**：此穴具有補腎壯陽、增強體質的作用，同時還能強壯腰部肌肉，消除腰背部痠痛。多用於治療腰痠腿疼、腰椎間盤突出、腰部損傷、產後腰骶痛、產後惡露不止等。

② 摩動氣海俞穴

①**取穴定位**：位於腰部，在第3腰椎棘突下，旁開1.5寸處。

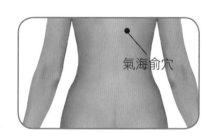
氣海俞穴

②**按摩方法**：被按摩者取俯臥位，按摩者以手掌置於被按摩者一側氣海俞穴處，先按壓數次，再反覆摩動數次，往返進行，至局部有痠脹感，注意按摩時用力要均勻。

③**功效主治**：此穴具有益腎壯陽、調經止痛的作用。多用於治療產後腰骶痛、產後惡露不止。

③ 按揉大腸俞

①**取穴定位**：位於腰部，當第4腰椎下兩側各約2橫指寬處。

②**按摩方法**：取坐位或
立位，兩手叉腰，用
中指指腹部用力揉按
兩側大腸俞約2分鐘；
或握拳，用食指的掌

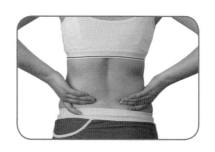

指關節凸起部點按穴位1分鐘。以局部有痠脹感為
佳。

③**功效主治**：此穴具有理氣降逆、調和腸胃的作
用。多用於治療腰背疼痛、產後腰骶痛、產後惡
露不止。

4 按揉關元俞

①**取穴定位**：位於腰部，
在第5腰椎棘突下，旁
開1‧5寸處。

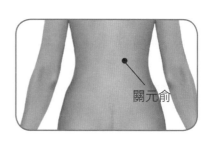

關元俞

②**按摩方法**：被按摩者取俯臥位，按摩者用中指指
端放於被按摩者的關元俞穴，順時針方向按揉2分
鐘，揉至發熱時療效佳。

③**功效主治**：此穴具有培補元氣、調理下焦的作
用。多用於治療產後腰骶痛、腰椎間盤突出、腰

部神經疼痛。

⑤ 點按中膂俞

①**取穴定位**：位於骶部，
在骶正中脊旁1.5寸，
平第3骶後孔處。

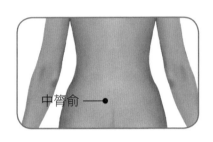

中膂俞 ——●

②**按摩方法**：取立位或坐位，腰微挺，用一手的掌
背或掌指關節有節奏地點按中膂俞穴，用力要大
些，操作2分鐘。

③**功效主治**：此穴具有益腎溫陽、調理下焦的作
用。多用於治療產後腰骶痛、坐骨神經痛、產後
惡露不止等症。

足底反射區按摩

①依次食指扣拳法頂壓
腎、肝、脾、腎上
腺、膀胱反射區各50
次，以感到局部脹痛
為宜。

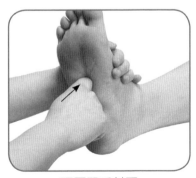

頂壓腎反射區

②拇指指腹推壓法推按甲狀腺、下腹部反射區各50
　次。

③食指扣拳法頂壓垂體、心、生殖腺、子宮、腹腔
　神經叢、外尾骨反射區各50次。

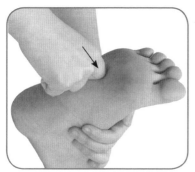

頂壓肝反射區

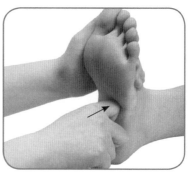

頂壓脾反射區

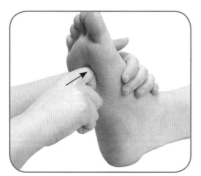

頂壓腎上腺反射區

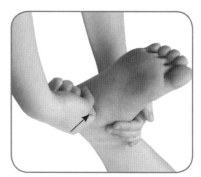

頂壓膀胱反射區

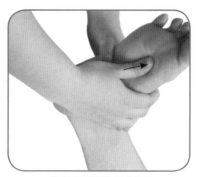

推按甲狀腺反射區

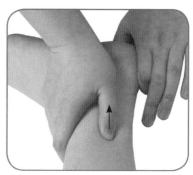

推按下腹部反射區

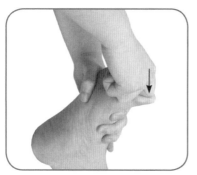

頂壓垂體反射區

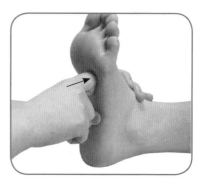

頂壓心反射區

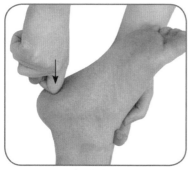

頂壓生殖腺反射區

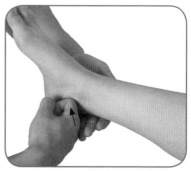

頂壓子宮反射區

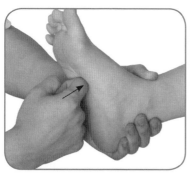

頂壓腹腔神經叢反射區

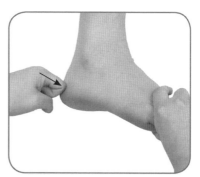

頂壓外尾骨反射區

其他按摩方法

①**撥揉側腰部**：取站立位，用雙手拇指指腹或尺骨
鷹嘴置於側腰部，沿腰椎橫突撥揉至骶髂關節
處，疼痛點進行重點撥揉，約撥揉1~3分鐘。

②**滾揉側腰部**：被按摩者取側臥位，按摩者站於身
前，將尺骨鷹嘴橫放於側腰部，沿腰椎橫突用力
滾揉至骶髂關節處，約滾揉1~3分鐘。疼痛點處可
配合點按。

③**掌擦側腰部**：取站位或坐位，雙手掌置於側腰
部，進行擦法，15~30次。

④**掌拍側腰部**：雙手五指併攏，掌心成凹槽狀，在腰骶部交替施以拍法，或者同時拍打腰骶部，拍5~10次。

日常調理指南

①平時應注意腰部保暖，避免長時間坐而不動，並注意適當鍛鍊腰部。

②產後應保證充足的睡眠，並經常更換臥床的姿勢，同時還可以每天膝胸位趴15分鐘，每天做3次，這樣有助於子宮恢復前傾位。

③產後不要過早跑步、走遠路，同時還應避免經常彎腰、久站、久蹲，避免提過重或舉過高的物體，以免導致產後子宮後位或子宮脫垂引發腰痛。

④如果長期腰痛未見減輕，反而日漸加重，或者持續時間已超過一個月者，應及時去醫院就診。

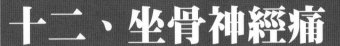

十二、坐骨神經痛

坐骨神經痛是指坐骨神經通路及其分佈區的局部或全長疼痛。多為單側,其主要症狀是沿坐骨神經通路發生放射樣、燒灼樣或刀割樣疼痛,常因行走、咳嗽、打噴嚏、彎腰或排便而引起疼痛加劇。本病表現為下腰部或臀部疼痛,沿股後向小腿後外側、足背外側呈放射性、持續性或陣發性加重。

特效穴位按摩

1 按揉秩邊穴

①**取穴定位**:在平第4骶後孔,骶正中脊旁開4橫指處。

②**按摩方法**:取立位,雙

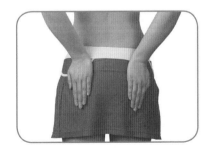

手掌根分別按於兩側秩邊穴，向外按揉2~3分鐘，以局部有溫熱感或痠脹感為準。

③**功效主治**：此穴具有舒筋活絡、強壯腰膝、調理下焦的作用。多用於治療腰背痛、急性腰扭傷、梨狀肌損傷綜合症、髖關節滑膜炎、坐骨神經痛等。

2 按揉環跳穴

①**取穴定位**：側臥屈股，在股骨大轉子最高點與骶管裂孔連線間的外1/3與內2/3的交點處。

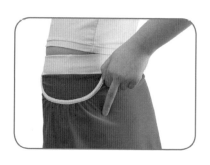

②**按摩方法**：取側臥，將同側中指按於環跳穴，用力按揉20~30次。局部可感到痠脹或電麻感向下肢放射為準。

③**功效主治**：經常按摩此穴可治療臀部脂肪堆積、坐骨神經痛等。

③ 按揉居髎穴

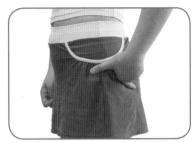

①**取穴定位**：在髂前上棘
與股骨大轉子最凸點
連線的中點處。

②**按摩方法**：取坐位，用
大拇指指峰用力深推居髎穴，指力逐步加重，漸
漸深透，持續2~3分鐘。

③**功效主治**：此穴具有舒筋活絡、益腎強健的作
用。多用於治療腰腿痹痛、坐骨神經痛、髖關節
及周圍軟組織諸疾患、足痿等。

④ 按揉承扶穴

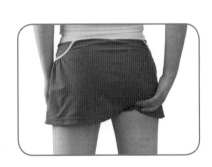

①**取穴定位**：在大腿後
面，臀下橫紋的中
點。

②**按摩方法**：取立位，兩
腿微張開，食、中、無名三指按於承扶穴，由內
向外彈撥2分鐘左右，以局部有痠脹感為準。

③**功效主治**：此穴具有通便消痔、舒筋活絡、通利

關節的作用。多用於治療腰骶臀股部疼痛、腰骶神經根炎、坐骨神經痛、臀部炎症、臀部下垂、臀肌不發達、下肢癱瘓、小兒麻痺後遺症等。

足底反射區按摩

①**足部特效反射區**：腎、膀胱、坐骨神經、腎上腺、輸尿管、肺、頸椎、胸椎、腰椎、骶椎、膝關節、下腹部等反射區。

②依次食指扣拳法頂壓腎、膀胱、坐骨神經、腎上腺反射區各50次，以局部脹痛為宜。

③拇指指腹推壓法推按輸尿管反射區50次。

④拇指指腹推壓法推按肺反射區50次。

⑤向足跟方向依序拇指指腹推壓法推按頸椎、胸椎、腰椎、骶椎反射區各50次。

⑥食指扣拳法頂壓膝關節反射區30次。

⑦拇指推按法推按下腹部反射區30次。

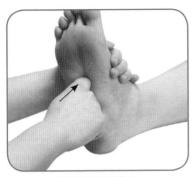

頂壓腎反射區

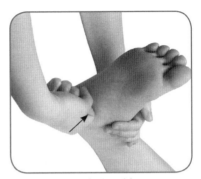

頂壓膀胱反射區

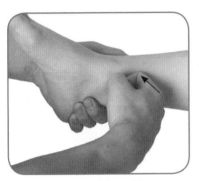

頂壓坐骨神經反射區

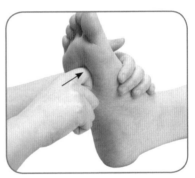

頂壓腎上腺反射區

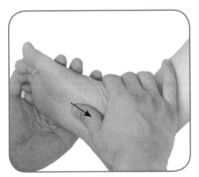

推按輸尿管反射區

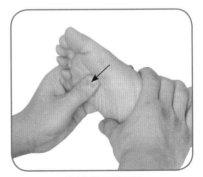

推按肺反射區

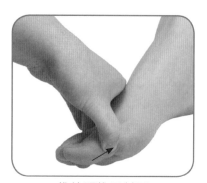

推按頸椎反射區

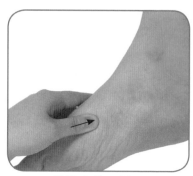

推按胸椎反射區

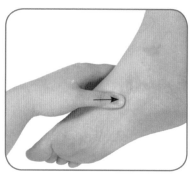

推按腰椎反射區

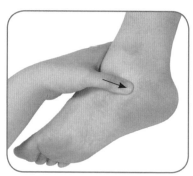

推按骶椎反射區

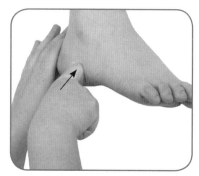

頂壓膝關節反射區

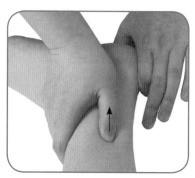

推按下腹部反射區

日常調理指南

①本病發作期間，應臥硬板床，以臥床休息為主，這樣有助於緩解症狀，但臥床時間不宜過久，一般超過3~4週，症狀緩解時，可下床逐漸鍛鍊，如做腰肌鍛鍊、打太極拳等。

②適當參加各種體育活動，運動後要注意保護腰部和患肢。

十三、髖關節滑膜炎

髖關節滑膜炎，又叫髖關節一過性（暫時性）滑膜炎，其發病原因可能與病毒感染、創傷、細菌感染及變態反應（過敏反應）有關。主要表現為髖關節腫脹、疼痛，功能障礙，肌萎縮，活動受限等症狀，多突然發病。

特效穴位按摩

1 按揉腎俞穴

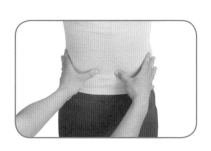

① **取穴定位**：位於腰部，在第2腰椎棘突下旁開2橫指寬處。

② **按摩方法**：被按摩者取俯臥位，按摩者用兩手拇指按壓腎俞穴1分鐘，再順時針方向按揉1分鐘，然後逆時針方向按揉1分鐘。

③**功效主治**：此穴具有益腎助陽、強腰利水的作用。多用於治療腰痠腿痛、腰肌勞損、腰椎間盤突出症、髖關節滑膜炎等。

2 按揉環跳穴

①**取穴定位**：側臥屈股，在股骨大轉子最高點與骶管裂孔連線間的外1/3與內2/3的交點處。

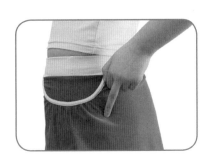

②**按摩方法**：取側臥，將同側拇指按於環跳穴，用力按揉20~30次。局部可感到痠脹或電麻感向下肢放射。

③**功效主治**：多用於治療腰腿痛、臀部脂肪堆積、臀肌鬆弛、坐骨神經痛、下肢麻痹、下肢癱瘓、腰骶髖關節及周圍軟組織疼痛、腦血管病後遺症、髖關節及周圍軟組織疾病等。

3 按揉陽陵泉

①**取穴定位**：位於膝蓋斜下方，在小腿外側腓骨小

頭前下方凹陷中。

②**按摩方法**：被按摩者取
仰臥位或側臥位，按
摩者用大拇指順時針
方向按揉陽陵泉穴約2

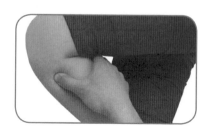

分鐘，然後逆時針方向按揉約2分鐘。

③**功效主治**：此穴具有舒肝利膽、強健腰膝的作
用。多用於治療下肢及全身水腫、腰痛、坐骨神
經痛、膝關節周圍疼痛。

④ 按揉血海穴

①**取穴定位**：在膝蓋骨內
側上緣約3橫指寬處。

②**按摩方法**：取坐位，將
雙手拇指指腹分別放
在兩側血海穴上，用

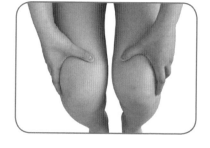

力按揉2分鐘，以局部痠脹為準。

③**功效主治**：此穴是生血、活血化瘀的要穴，經常
按摩此穴可幫助消除髖關節內的炎症及瘀血。

5 按揉秩邊穴

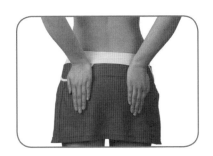

①**取穴定位**：在平第4骶後孔，骶正中脊旁開4橫指處。

②**按摩方法**：取站立位，雙手掌根分別按於兩側秩邊穴，向外按揉2~3分鐘，以局部有溫熱感或痠脹感為準。

③**功效主治**：此穴多用於治療髖關節滑膜炎、坐骨神經痛等。

足底反射區按摩

①**足部特效反射區**：髖關節、下身淋巴結、腎、膀胱、坐骨神經、腎上腺等反射區。

②拇指推壓法推按髖關節、坐骨神經反射區各50次。

③食指扣拳法頂壓下身淋巴結反射區50次。

④依次食指扣拳法頂壓腎、膀胱、腎上腺反射區各50次，以局部感到脹痛為宜。

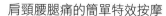
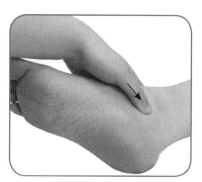

推按髖關節反射區

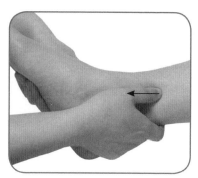

推按坐骨神經反射區

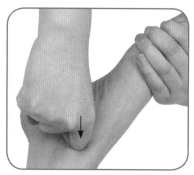

頂壓下身淋巴結反射區

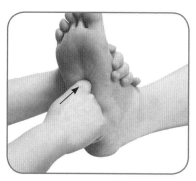

頂壓腎反射區

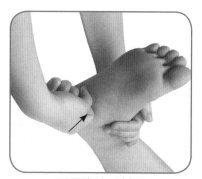

頂壓膀胱反射區

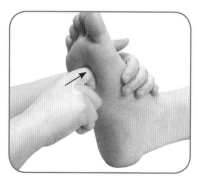

頂壓腎上腺反射區

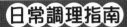 日常調理指南

①平時應注意清淡飲食，多吃豆腐、菠菜、白菜、豬肉、銀耳、蓮子湯等，同時還應多吃西瓜、蘋果、柿子等水果，不要吃辛辣、油炸、熱補、寒涼等刺激性食物及膨化食物。

②禁止站、跪、爬等動作，並注意臥床休息，如果病情嚴重可行牽引術，注意需在醫生指導下操作。

③注意保暖，尤其要注意不要感冒，以免加重病情。

④在關節活動度恢復正常時，可下地行走，但應避免劇烈活動，如跑、跳等動作。

十四、髕骨軟化症

髕骨即膝蓋骨，呈倒三角形，位於股骨（大腿骨）及脛骨（小腿骨）間，髕骨在日常活動時的上下移動範圍可達7公分，因此若長期承受體重的壓力和受外力影響而產生磨損時，則會感到疼痛且膝蓋的活動也會受到限制，這就是髕骨軟化症，尤其當膝蓋彎曲或上下樓梯時，疼痛會加劇或感覺痠軟無力。

特效穴位按摩

1 點揉膝眼穴

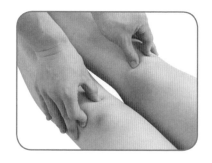

①**取穴定位**：在膝蓋骨下方兩側的凹陷中，內側稱內膝眼，外側稱外膝眼，又叫犢鼻。

②**按摩方法**：在被按摩者膝關節下面墊上薄枕，按摩者用拇、食指點揉膝眼1分鐘，以局部有痠脹感為佳。

③**功效主治**：此穴具有活血通絡、疏利關節的作用。多用於治療髕骨軟化症、膝關節腫脹疼痛、膝關節骨性關節炎、腿痛等。

2 按揉血海穴

①**取穴定位**：在膝蓋骨內側上緣約3橫指寬處。

②**按摩方法**：取坐位，將雙手拇指指腹分別放

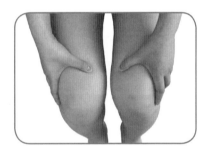

在兩側血海穴上，用力按揉2分鐘，以局部痠脹為準。

③**功效主治**：此穴是生血和活血化瘀的要穴，經常按摩此穴可促進髕骨的新陳代謝及營養供給，恢復髕骨的正常活動功能。

3 按揉膝陽關

①**取穴定位**：位於膝外側，在陽陵泉上3寸，股骨外

上髁上方的凹陷處。

②**按摩方法**：取坐位，用
拇指順時針方向按揉
膝陽關穴約2分鐘，再
逆時針按揉約2分鐘，
以感到痠脹為宜。

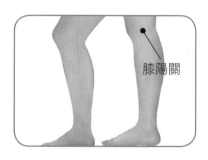

膝陽關

③**功效主治**：此穴具有疏利關節、袪風化濕的作
用。多用於治療膝關節炎、髕骨軟化症、下肢癱
瘓、膝關節及周圍軟組織疾患、股外側皮神經麻
痺、坐骨神經痛等。

足底反射區按摩

①食指扣拳法頂壓膝關節
反射區30次。

②依次食指扣拳法頂壓
腎、肝、腎上腺、膀
胱、甲狀旁腺反射區
各10次，以局部脹痛為宜。

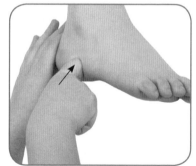

頂壓膝關節反射區

③食指扣拳法頂壓下身淋巴結反射區50次。

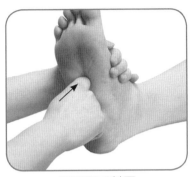

頂壓腎反射區

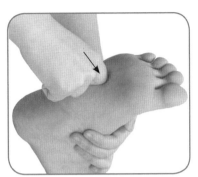

頂壓肝反射區

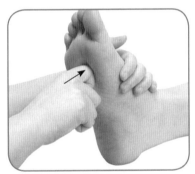

頂壓腎上腺反射區

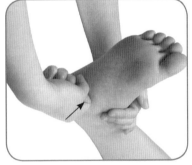

頂壓膀胱反射區

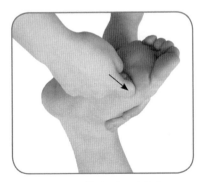

頂壓甲狀旁腺反射區

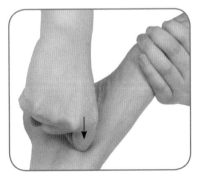

頂壓下身淋巴結反射區

其他按摩方法

① **擰捏大腿**：擰捏大腿時，雙手應像擰毛巾一樣揉捏大腿肌肉，可由膝部開始到大腿根部為止，一點一點擰捏。重複5次。

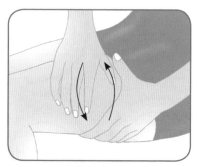

擰捏大腿

② **按壓大腿及膝正面**：雙手手掌掌根由膝部開始向大腿根部移動，用力按壓大腿正面。重複5次。

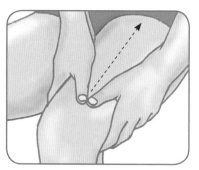

按壓大腿及膝正面

③ **摩挲大腿及膝**：雙手交替用掌心從膝部摩挲至大腿根部。做10次。

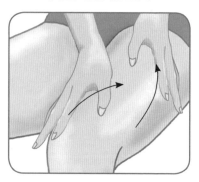

摩挲大腿及膝

日常調理指南

①在病變早期，應減少膝關節活動量，用繃帶或輕
便支架保護，如症狀持續數月不能緩解而影響工
作或生活時，可考慮手術。

②腫脹、疼痛突然加劇時，應行冷敷，48小時後改
用濕熱敷和理療。

③加強關節保護。如果要鍛鍊應帶護膝，且不要超
負重，可由小漸大，匀速省力。途中應注意適當
休息，並補充水分。

④避免長期、用力、快速屈伸運動，如膝全蹲、走
斜坡、爬山及上下樓梯等活動，以減少關節磨損
及受力。

十五、股骨頭壞死

股骨頭壞死，又稱為「股骨頭無菌性壞死」，或「股骨頭缺血性壞死」，早期表現為左胯下疼痛，慢慢地疼痛會逐漸加重，站立、行走時間都不能太長，活動不靈便，走路帶跛行。此病是由於多種原因導致的股骨頭局部血液運行不良，從而引起骨細胞進一步缺血、壞死、骨小梁斷裂、股骨頭塌陷的一種病變。

特效穴位按摩

1 按揉環跳穴

①**取穴定位**：側臥屈股，在股骨大轉子最高點與骶管裂孔連線間的外1/3與內2/3的交點

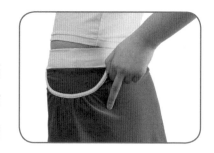

處。

②**按摩方法**：取側臥，將同側拇指按於環跳穴，用力按揉20~30次，局部可感到痠脹或電麻感向下肢放射。

③**功效主治**：此穴具有祛風化濕、強健腰膝的作用。多用於治療腰腿痛、髖關節及周圍軟組織疾病、股骨頭壞死、坐骨神經痛、下肢麻痹、腦血管病後遺症等。

2 按揉腎俞穴

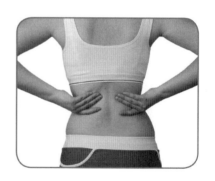

① **取穴定位**：位於腰部，在第2腰椎下旁開2橫指寬處，左右各一穴。

②**按摩方法**：取坐位或站立位，雙手中指按於兩側腎俞穴，用力按揉30~50次；或握空拳揉擦穴位30~50次，擦至局部有熱感為佳。

③**功效主治**：此穴具有益腎助陽、強腰利水的作用。多用於治療腰痠腿痛、腰肌勞損、腰椎間盤突出症、下肢腫脹、股骨頭壞死、全身疲勞等。

3 按揉三陰交

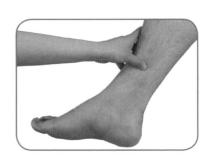

①**取穴定位**：位於小腿內側，在內踝尖直上4橫指，脛骨後緣處。

②**按摩方法**：被按摩者取仰臥位，按摩者用拇指順時針按揉三陰交2分鐘，然後逆時針按揉2分鐘。

③**功效主治**：股骨出現的病灶與脾臟關係極大，通過按摩可加強脾的功能，而三陰交是脾經上的重要穴位，經常按摩此穴可增強脾臟功能，以使髖骨的邪氣逐步排除，使股骨頭壞死的病情得以好轉。

足底反射區按摩

①**足部特效反射區**：髖關節、上身淋巴、下身淋巴、胸部淋巴、腎上腺和脾、甲狀旁腺等反射區。

②食指扣拳法頂壓下身淋巴結、肘關節反射區各50

次。

③拇指推壓法推按髖關節反射區50次。

④食指扣拳法頂壓上身淋巴結、腎上腺反射區各50次，以局部有痠痛感為宜。

⑤食指扣拳法頂壓胸部淋巴結反射區50次。

⑥食指扣拳法頂壓脾反射區50次。

⑦食指扣拳法頂壓甲狀旁腺反射區各50次。

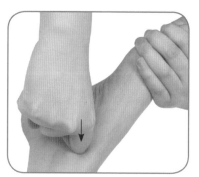

頂壓下身淋巴結反射區

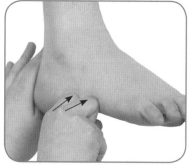

頂壓肘關節反射區

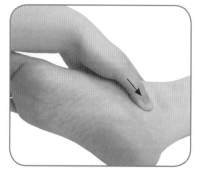

推按髖關節反射區

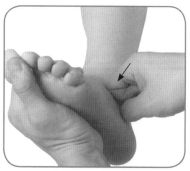

頂壓上身淋巴結反射區

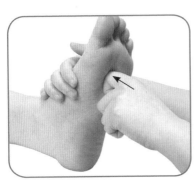

頂壓腎上腺反射區

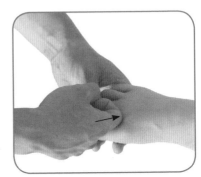

頂壓胸部淋巴結反射區

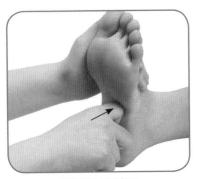

頂壓脾反射區

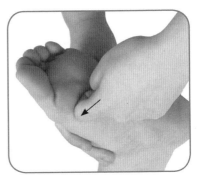

頂壓甲狀旁腺反射區

其他按摩方法

①**推揉下肢**：從小腳趾的根部開始推，依次推向腳
腕處的踝關節，每一根腳趾推9下。推完以後再揉
小腿上的三陰交，再沿著膀胱經從承山一直揉到
委中。

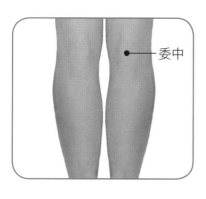 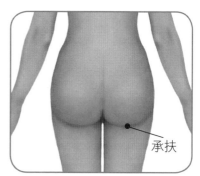

②**腿部分點按摩**：從委中到承扶分成9點，每一點都做順9逆6（順時針按揉9次，逆時針按揉6次）。把9個點做完以後，讓病人側身，從股骨關節到陽陵泉，分成6點，每點順9逆6。然後再在內髖關節，就是骨盆、恥骨和大腿根交的這個地方，一直到陰陵泉，分4點，每點做順9逆6，做完按摩後便可使整個下肢全疏通開。

③**摩挲大腿根部淋巴**：仰臥，用4根手指輕輕摩挲大腿根部。

④**按揉大腿上的痛點**：
在環跳穴附近找一個痛點，先在痛點的上下左右按揉，順36逆24，然後按揉當中痛

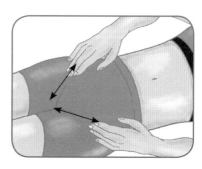

點，順90逆60，再四邊敲擊，上下左右各敲擊9下，中間敲擊81下。

按摩時的注意事項

①股骨頸骨折、血友病骨壞死的患者不宜做按摩。

②老年人骨骼含鈣量減少，無機成分增多，骨質疏鬆，在進行按摩時應注意手法不要過猛。

③患股骨頭壞死的患者在感冒發熱時或局部有炎症時不宜做按摩。

日常調理指南

①平時應多吃高鈣食物，如多喝骨頭湯、牛奶，多吃蝦仁、乳酪、海帶、紫菜等食物。同時還應多吃新鮮的蔬菜和水果，以預防股骨頭壞死的出現。

②禁食辣椒、白酒等刺激性食物，以及油炸、肥肉等肥膩食物。

③平時還應經常曬太陽，以促進體內鈣和維生素D的合成。

十六、骨性關節炎

骨性關節炎是一種常見的慢性退行性關節炎，義稱為「骨關節病」、「退行性關節病」、「肥大性關節病」，以關節軟骨變性、骨贅形成和軟骨下骨質囊性變為特點。臨床主要表現：逐漸加重的關節疼痛、腫脹和僵立，嚴重者出現關節功能障礙和畸形。其病因可有外傷、姿勢不正、內分泌紊亂及遺傳等。

特效穴位按摩

1 按揉膝陽關

① **取穴定位**：位於膝外側，在陽陵泉上3寸，股骨外上髁上方的凹陷處。

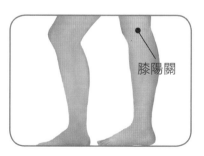

膝陽關

②**按摩方法**：用雙手拇指順時針按揉膝陽關2分鐘，然後再逆時針按揉2分鐘。

③**功效主治**：此穴具有疏利關節、袪風化濕的作用。多用於治療膝關節骨性關節炎、膝關節及周圍軟組織疾患、股外側皮神經麻痹、下肢癱瘓、坐骨神經痛等。

2 按揉梁丘穴

①**取穴定位**：屈膝，在髕骨外上緣上2寸處。

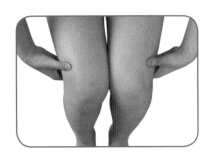

②**按摩方法**：取坐位，屈膝，用雙手拇指指尖壓迫約1分鐘，以局部有痠脹感為準。

③**功效主治**：此穴具有理氣和胃、通經活絡的作用。多用於治療風濕性關節炎、髕上滑囊炎、髕骨軟化症、膝關節病變等症。

3 揉按中渚

①**取穴定位**：在手背第4、5掌指關節後方的凹陷中，液門穴直上1寸處。

②**按摩方法**：用一隻手的大拇指和食指分上下用力揉按另一隻手上的中渚穴，先吸一口氣，然後慢慢呼出，

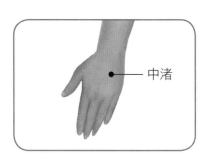

中渚

按5~7秒鐘。然後，再以同樣的方法換手做。每隻手做5次。

③**功效主治**：此穴為三焦經的「俞穴」，具有清熱通絡、活血止痛的作用。多用於治療膝關節骨性關節炎、勞損性關節疼痛、膝部神經痛等。

❹ 按揉手三里

①**取穴定位**：在肘橫紋外側端，曲池下2寸處。

②**按摩方法**：前臂稍屈曲，用對側拇指腹按於手三里穴，由輕而

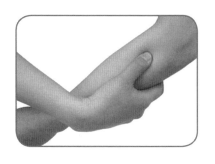

重向外按揉2分鐘，以局部有痠脹感為準。

③**功效主治**：此穴具有通經活絡、清熱明目、調理腸胃的作用，而且中醫認為「下病上治，膝病肘

治」，因此經常按揉手三里不僅能治療肘關節疼痛，還對治療膝關節疼痛有特效。

足底反射區按摩

①**足部特效反射區**：膝關節、腎、肝、腎上腺、膀胱、甲狀旁腺、輸尿管、肺、頭頸淋巴結、胸部淋巴結、下身淋巴結等反射區。

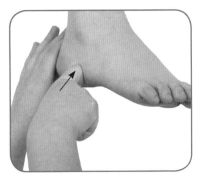

頂壓膝關節反射區

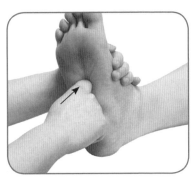

頂壓腎反射區

②依次食指扣拳法頂壓膝關節、腎、肝、腎上腺、膀胱、甲狀旁腺反射區各10次，以局部脹痛為宜。

③拇指指腹推壓法推按輸尿管反射區50次。

④拇指指腹推壓法推按肺反射區50次。

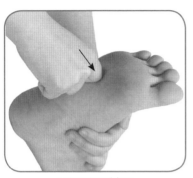

頂壓肝反射區

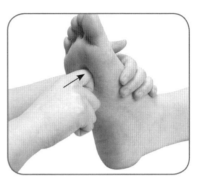

頂壓腎上腺反射區

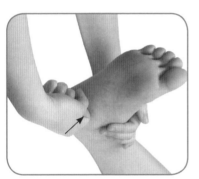

頂壓膀胱反射區

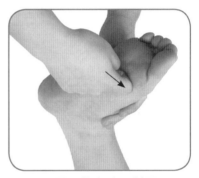

頂壓甲狀旁腺反射區

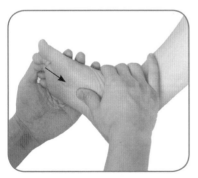

推按輸尿管反射區

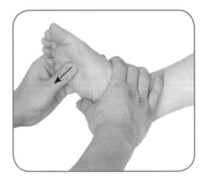

推按肺反射區

⑤食指扣拳法頂壓頭頸淋
　巴結反射區50次。
⑥食指扣拳法頂壓胸部淋
　巴結反射區和下身淋
　巴結反射區各50次。

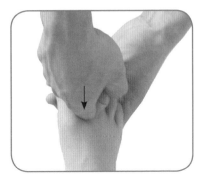

頂壓頭頸淋巴結反射區

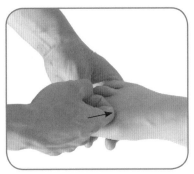

頂壓胸部淋巴結反射區

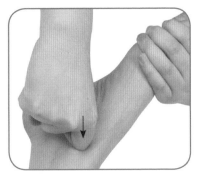

頂壓胸部淋巴結反射區

其他按摩方法

①**按壓趾間**：坐於地板上或床上，用拇指強力按壓8
　個趾間，每次按壓約2分鐘。
②**擠壓腿部**：取俯臥位，按摩者雙手夾住被按摩者
　的腳踝，然後向大腿根部方向按壓約5分鐘。

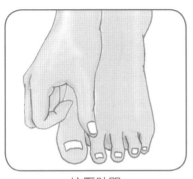

按壓趾間

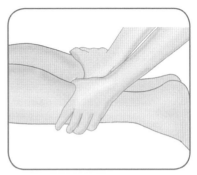

擠壓腿部

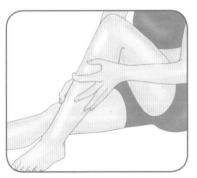

交替摩挲小腿

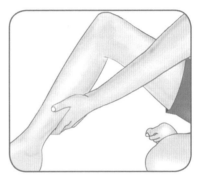

畫圓按摩小腿

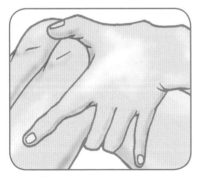

按壓膝後淋巴（正面）

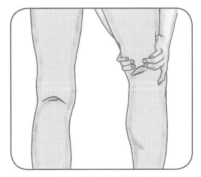

按壓膝後淋巴（背面）

③**交替摩挲小腿**：坐於地板上或床上，雙手交替向上摩挲從腳踝到膝部的部位，摩挲約5分鐘。

④**畫圓按摩小腿**：坐於地板上或床上，從腳踝至膝部下方，以畫圓圈的方式按摩約3分鐘。

⑤**按壓膝後淋巴**：屈膝，雙手的中指及無名指按壓膝部的內側。

日常調理指南

①患者可配合濕熱敷，每天1次，每次10分鐘，水溫不要太高，以免燙傷。可使用艾條懸灸，每天1次，每次10分鐘，可與熱敷交替使用，或早、晚各1次。

②患者平時應注意保暖，避免肢體關節過多勞累。

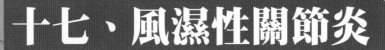

十七、風濕性關節炎

<big>風</big>濕性關節炎是一種與鏈球菌感染，或鏈球菌合併病毒感染有關的，變態反應性疾病侵犯到關節的滑膜面發生的免疫性炎症。本病常發生於膝、踝、肩、肘、腕等大關節，可同時出現多個關節的紅腫熱痛。清晨起床時，身體困倦、疲勞、痠痛、關節僵硬，這是關節風濕的初期症狀。急性風濕熱時，有低熱（38℃左右），關節紅腫、疼痛等症狀，局部皮下有風濕結節，嚴重時可有關節積液。在季節變化，或陰雨不斷的天氣裡，這種疼痛會越發嚴重。

特效穴位按摩

1 按揉秩邊穴

①**取穴定位**：在平第4骶後孔，骶正中脊旁開4橫指

處。

②**按摩方法**：取站立位，
雙手掌根分別按於兩
側秩邊穴，向外按揉
2~3分鐘，以局部有溫
熱感或痠脹感為準。

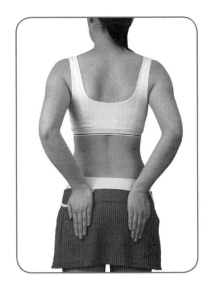

③**功效主治**：此穴具有舒
筋活絡、強壯腰膝、
調理下焦的作用。多
用於治療腰背痛、腰肌勞損、急性腰扭傷、坐骨
神經痛、梨狀肌損傷綜合症、風濕性關節炎、下
肢痛、下肢癱瘓、腦血管病後遺症等。

2 按揉梁丘穴

①**取穴定位**：屈膝，在髕
骨外上緣上2寸處。

②**按摩方法**：取坐位，屈
膝，用雙手拇指指尖

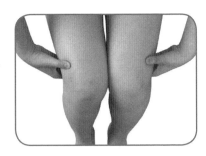

壓迫約1分鐘，以局部有痠脹感為準。

③**功效主治**：此穴具有理氣和胃、通經活絡的作

用。多用於治療風濕性關節炎、髕上滑囊炎、髕骨軟化症、膝關節病變等。

③ 點揉膝眼穴

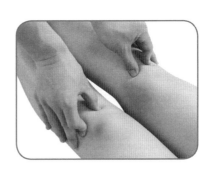

①**取穴定位**：在膝蓋骨下方兩側的凹陷中，內側稱內膝眼，外側稱外膝眼，又叫犢鼻。

②**按摩方法**：給被按摩者膝關節下面墊上薄枕，按摩者用拇、食指點揉膝眼1分鐘，以局部有痠脹感為佳。

③**功效主治**：此穴具有活血通絡、疏利關節的作用。多用於治療風濕性關節炎、膝關節腫脹疼痛、膝關節骨性關節炎、腿痛等。

④ 按揉陽陵泉

①**取穴定位**：位於膝蓋斜下方，在小腿外側腓骨小頭前下方的凹陷中。

②**按摩方法**：被按摩者取仰臥位或側臥位，按摩者用大拇指順時針方向按揉陽陵泉穴約2分鐘，然後

逆時針方向按揉約2分鐘。

③**功效主治**：此穴具有舒肝利膽、強健腰膝的作用。多用於治療膝關節炎及周圍軟組織疾病、下肢癱瘓、下肢及全身水腫、膝關節周圍疼痛、膝關節腫脹、風濕性關節炎等。

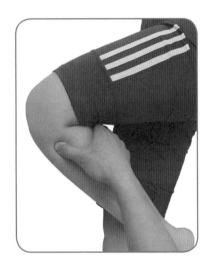

5 點按足三里

①**取穴定位**：位於脛骨外側，在膝蓋下方約4橫指寬處。

②**按摩方法**：被按摩者取仰臥位或膝蓋稍屈曲，按摩者用拇指順時針方向按揉足三里穴約2分鐘，然後逆時針方向按揉約2分鐘，以局部感到痠脹為佳。

③**功效主治**：此穴具有健脾和胃、扶正培元、通經

活絡、升降氣機的作用。經常按摩此穴可直接刺激病變所觸及粘連處，能夠有效地鬆解膝關節局部的粘連，從而改善膝關節內的炎症，恢復關節正常功能。

6 按揉丘墟穴

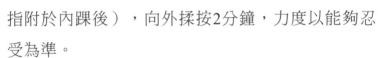

①**取穴定位**：在外踝前下緣。

②**按摩方法**：取蹲位，用中指按於丘墟穴（拇指附於內踝後），向外揉按2分鐘，力度以能夠忍受為準。

③**功效主治**：此穴具有健脾利濕、泄熱退黃、舒筋活絡的作用。多用於治療坐骨神經痛、膝關節痛、下肢痿痹、踝關節及周圍軟組織疾病、腓腸肌痙攣等。

7 推按崑崙穴

①**取穴定位**：在外踝正後方凹陷中，外踝與肌腱之間。

②**按摩方法**：按摩者用手握住被按摩者踝部，用拇指指腹自上而下推按崑崙穴2分鐘，以局部有痠脹感為佳。

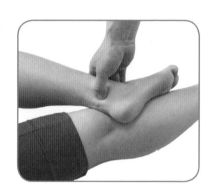

③**功效主治**：此穴具有安神清熱、舒筋活絡的作用。多用於治療風濕性膝關節炎、膝關節痛、膝關節周圍軟組織疾患、膝關節腫痛、下肢癱瘓、踝關節扭傷、坐骨神經痛等。

足底反射區按摩

①依次食指扣拳法頂壓垂體、腎、肝、膀胱、甲狀旁腺、腎上腺反射區各50次，按摩力度以局部脹痛為宜。

②拇指指腹推壓法推按輸尿管反射區50次。

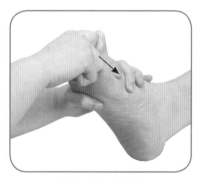

頂壓垂體反射區

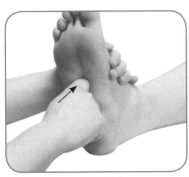

頂壓腎反射區

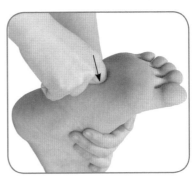

頂壓肝反射區

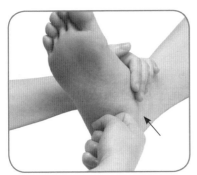

頂壓膀胱反射區

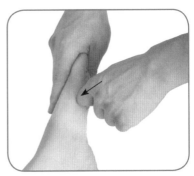

頂壓甲狀旁腺反射區

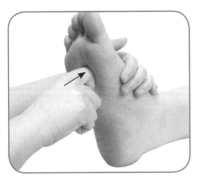

頂壓腎上腺反射區

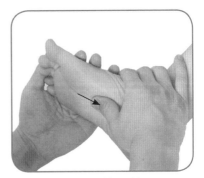

推按輸尿管反射區

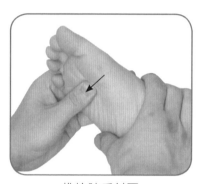

推按肺反射區

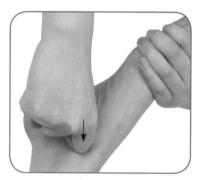

頂壓下身淋巴結反射區

③拇指指腹推壓法推按肺反射區50次。

④食指扣拳法頂壓下身淋巴結反射區50次。

其他按摩方法

① **擰捏大腿**：由膝部開
始向大腿根部，用雙
手像擰毛巾一樣進行
揉捏，揉捏約5分鐘。

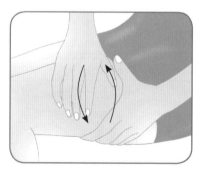

擰捏大腿

② **畫圓摩挲大腿**：用雙
手的掌心從膝部至大
腿根部以畫圓圈的方式進行摩挲，摩挲約5分鐘。

③ **按壓大腿正面**：用雙手的拇指按壓大腿的正面，

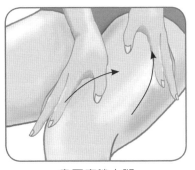
畫圓摩挲大腿

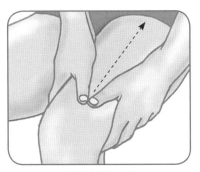
按壓大腿正面

可從膝部開始一直按壓至大腿根部，按壓約5分鐘。

日常調理指南

①風濕性關節炎活動期可參照本病治療，能縮短藥物使用的時間，減少藥物的劑量，還能補充藥物治本的不足。

②注意休息，勞逸結合，避免過重體力活動。

③生川烏、生草烏、蒼朮、乳香、沒藥、赤芍各15克，細辛、桑寄生各10克，皂角刺20克。行痹加防風、羌活、獨活；痛痹加麻黃、附子；著痹加當歸、川芎、木通。水煎，藥溫35℃-40℃，薰蒸及按摩患處，每次30~60分鐘，2日1次，5次為1個

療程。

④取蒼朮、桑葉、松葉、艾葉各適量，煎湯洗患處，可用於類風濕性關節炎；取馬錢子9克、乳香9克、麻黃2克、透骨草30克、細辛10克、甘草9克，將以上藥物研粉，裝瓶備用。臨用時將藥粉用香油調成糊狀，敷於患處，然後用紗布或塑膠布等物覆蓋，以紗布固定。每次敷藥約24小時，3次為1個療程。

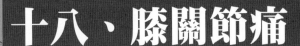

十八、膝關節痛

膝關節痛是由於膝關節磨損後，關節軟骨和關節周圍的韌帶、肌腱等組織退變產生的症狀。膝關節屈伸不靈活、膝蓋僵硬、沉重、痠痛是主要症狀，急性期還可能出現膝關節紅腫疼痛，不能行走。多數老年人都有膝關節疼痛的症狀。

特效穴位按摩

1 按揉血海穴

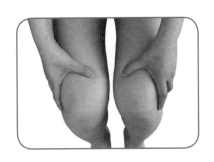

①**取穴定位**：在膝蓋骨內側上緣約3橫指寬處。

②**按摩方法**：取坐位，將雙手拇指指腹分別放在兩側血海穴上，用力按揉2分鐘，以局部痠脹為準。

③**功效主治**：經常按摩此穴可改善膝關節部位的血液循環，有利於膝關節新陳代謝和致痛物質的清除，促進炎性物質的吸收。

2 按揉鶴頂穴

①**取穴定位**：在髕骨上緣正中的凹陷中。

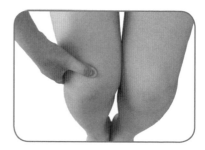

②**按摩方法**：取坐位，屈膝，用拇指螺紋面按於患側鶴頂穴，順時針方向按揉2~3分鐘，力量適中，以局部有明顯痠脹感為佳。

③**功效主治**：此穴具有通經活絡、通利關節的作用。多用於治療鶴膝風、膝關節腫痛、膝關節及其周圍軟組織疾患等。

3 點揉膝眼穴

①**取穴定位**：在膝蓋骨下方兩側的凹陷中，內側稱內膝眼，外側稱外膝眼，又叫犢鼻。

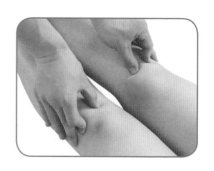

②**按摩方法**：在被按摩者膝關節下面墊上薄枕，按摩者用拇、食指點揉膝眼1分鐘，以局部有痠脹感為佳。

③**功效主治**：此穴具有疏通經絡、扶正祛邪的作用。多用於治療膝關節腫脹疼痛、膝關節骨性關節炎、腿痛等。

4 點揉委中穴

①**取穴定位**：在膝蓋後面，膕窩的正中央。

②**按摩方法**：被按摩者取俯臥位，按摩者用兩

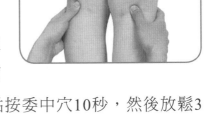

手食指、拇指或中指點按委中穴10秒，然後放鬆3秒，反覆5~8次，然後輕輕揉動約2分鐘。

③**功效主治**：此穴具有舒筋活絡、泄熱清暑、涼血解毒的作用。多用於治療腰痠腿痛、下肢腫脹、下肢痿痹、膝關節周圍疼痛等。

5 按揉陰陵泉

①**取穴定位**：在膝蓋內下側，脛骨內側突起的下緣

凹陷中。

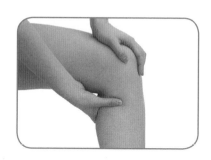

②**按摩方法**：取坐位，以拇指指端放於陰陵泉穴處，先順時針方向按揉2分鐘，後再點按半分鐘，以痠脹為準。

③**功效主治**：此穴具有清利濕熱、健脾理氣、益腎調經、通經活絡的作用。多用於治療膝關節炎、膝關節紅腫疼痛、下肢麻痹等。

6 按揉陽陵泉

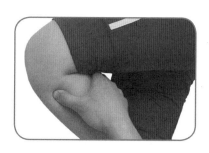

①**取穴定位**：膝蓋斜下方，小腿外側腓骨小頭前下方凹陷中。

②**按摩方法**：被按摩者取仰臥位或側臥位，按摩者用大拇指順時針方向按揉陽陵泉穴約2分鐘，然後逆時針方向按揉約2分鐘。

③**功效主治**：此穴具有舒肝利膽、強健腰膝的作用。多用於治療下肢及全身水腫、腰痛、坐骨神

經痛、膝關節周圍疼痛、膝關節腫脹、腳麻痹抽筋等。

7 **按揉足三里**

①**取穴定位**：脛骨外側，在膝眼下方約4橫指寬處。

②**按摩方法**：按摩者用拇指順時針方向按揉足三里穴約2分鐘，然後逆時針方向按揉約2分鐘，以局部感到痠脹為佳。

③**功效主治**：此穴具有健脾和胃、扶正培元、通經活絡、升降氣機的作用。多用於治療膝關節周圍疼痛、膝關節骨性關節炎、髕骨軟化症等。

足底反射區按摩

①食指扣拳法頂壓膝關節反射區30次。

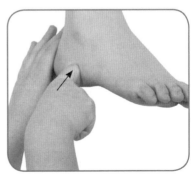

頂壓膝關節反射區

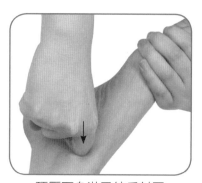

頂壓下身淋巴結反射區

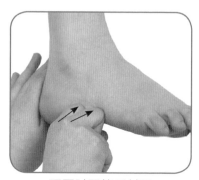

頂壓肘關節反射區

②食指扣拳法頂壓下身淋巴結、肘關節反射區各50次。

③食指扣拳法頂壓脾、肝反射區各50次。

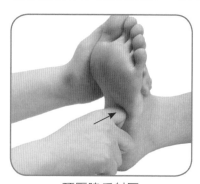

頂壓脾反射區

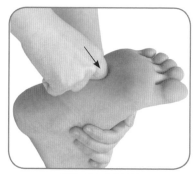

頂壓肝反射區

其他按摩方法

① **直身跪坐**：晨起後或晚上臨睡前，兩膝跪在床上練習跪坐。跪坐時腰杆保持直立，臀部盡量向後坐，盡力能接觸到腳後部。

② **下蹲壓腿**：手扶床沿做下蹲動作，然後做直壓腿部動作，即讓患側下肢向前跨半步，處於伸直位或下肢伸出，放在一定高度，輕輕地做壓腿運動，手盡量觸及足尖部。

③ **坐位壓腿護膝法**：準備一把椅子，高度與小腿長度差不多，椅子前放置一同等高度的凳子。患者坐在靠背椅上，抬起一條腿放在凳子上，盡量將腿伸直，並適當用力向下壓腿，每條腿壓腿時間不超過9秒。每次可做5~10分鐘。

④ **按揉膝關節兩側**：用掌部按揉膝關節內側或外側，以痛側為主。手掌根部著力，力度

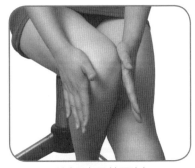

按揉膝關節兩側

適中。局部有明顯溫熱感，並向關節內透熱。

日常調理指南

① 發生了關節疼痛以後要盡可能地保暖，可用熱水袋熱敷或將關節靠近取暖器。在一段時間裡減少關節的活動，盡可能地讓關節得到休息，以利於關節的修復。

② 膝痛者平時應注意保護膝部，進行體力勞動與體育活動時，應採取正確的姿勢，合理用力，以防再次損傷。

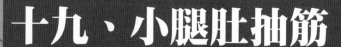

十九、小腿肚抽筋

小 腿肚抽筋又名「腓腸肌痙攣」。腓腸肌位於小腿後方，過度勞累如長途步行或爬山，使踝關節經常處在屈伸狀態，牽拉腓腸肌總是呈緊張狀態。此外，踢球、長跑、游泳等使腓腸肌過度疲勞，睡眠時小腿受寒均可引起腓腸肌痙攣。

特效穴位按摩

1 按揉條口穴

①**取穴定位**：位於小腿外側上，從膝關節前下方小骨突起到外踝連線的中點。

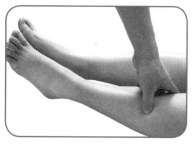

②**按摩方法**：按摩者用拇指或食指順時針方向按揉條口穴2分鐘，然後逆時

針方向按揉2分鐘，以局部感到痠脹為佳。

③**功效主治**：此穴具有舒筋活絡、理氣和中的作用。多用於治療膝關節炎、小腿肚抽筋、下肢癱瘓、小腿發涼疼痛、小腿腫痛等。

2 點按承山穴

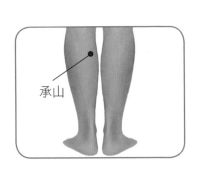

承山

①**取穴定位**：位於腓腸肌兩側肌腹下方，當伸直小腿時，在肌腹出現的人字紋正中。

②**按摩方法**：取坐位，拇指按於患側承山穴，力量逐漸加重，一般按揉2~3分鐘，以有痠脹感為準。

③**功效主治**：此穴具有理氣止痛、舒筋活絡的作用。多用於治療腰肌勞損、下肢癱瘓、小腿肚抽筋、坐骨神經痛、腰背痛等。

3 按揉承筋穴

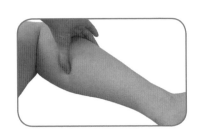

①**取穴定位**：在合陽與承山之間中點，腓腸肌肌腹中央；或俯臥或正坐

垂足位，小腿後部肌肉的最高點即是該穴。

②**按摩方法**：取坐位，拇指按於患側承筋穴，順時針方向按揉2分鐘，由輕到重，以有痠脹感為準。

③**功效主治**：此穴具有舒筋活絡、強健腰膝、清泄腸熱的作用。多用於治療急性腓腸肌痙攣或麻痹，腰腿拘急、疼痛等。

4 按揉委中穴

①**取穴定位**：在膝蓋後面，膕窩的正中央處。

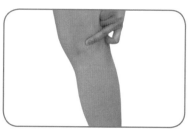

②**按摩方法**：取坐位，用中指或食指按於患側委中穴（拇指於髕骨外側或膝眼），由輕漸重地按揉20~40次。

③**功效主治**：此穴具有舒筋活絡、泄熱清暑、涼血解毒的作用。多用於治療腰痠腿痛、風濕性膝關節炎、腓腸肌痙攣、下肢腫脹、膝關節周圍疼痛、下肢痿痹等。

5 按揉三陰交

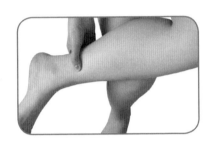

①**取穴定位**：位於小腿內
　　側，在內踝尖直上4橫
　　指，脛骨後緣處。

②**按摩方法**：取坐位，小
　　腿放於對側大腿上，用拇指按於三陰交穴，順時
　　針方向按揉約2分鐘，以局部有痠脹感為佳。

③**功效主治**：此穴具有活血去瘀、通經止痛的作
　　用。經常按揉此穴可緩解肌肉抽筋所致的疼痛。

6 按揉懸鐘穴

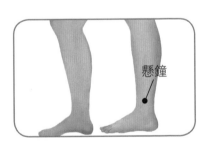

懸鐘

①**取穴定位**：位於小腿外
　　側，在外踝尖上3寸，
　　腓骨前緣處。

②**按摩方法**：取坐位，以一手屈曲食指背按揉懸鐘
　　穴2~3分鐘。

③**功效主治**：此穴為八會穴之髓會，具有調和經脈
　　的作用。經常按揉此穴可改善中風後遺症等。

足底反射區按摩

①**足部特效反射區**：甲狀腺、甲狀旁腺、前列腺、
　腎、膀胱、腎上腺、尿道、輸尿管、下身淋巴結
　等反射區。

②拇指指腹推壓法推按甲狀腺50次。

③食指扣拳法頂壓甲狀旁腺反射區50次。

④依次食指扣拳法頂壓前
　列腺反射區100次，食
　指扣拳法頂壓腎、膀
　胱、腎上腺、尿道反
　射區各50次，按摩力
　度以局部脹痛為宜。

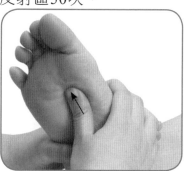

推按甲狀腺反射區

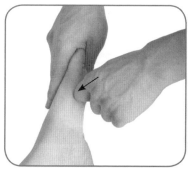

頂壓甲狀旁腺反射區

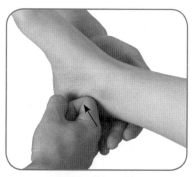

頂壓前列腺反射區

⑤拇指指腹推壓法推按輸尿管反射區50次。

⑥食指扣拳法頂壓下身淋巴結反射區50次。

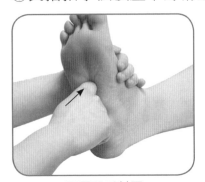

頂壓腎反射區

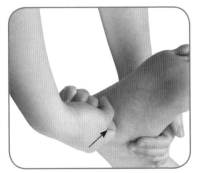

頂壓膀胱反射區

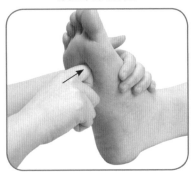

頂壓腎上腺反射區

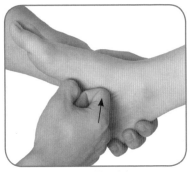

頂壓尿道反射區

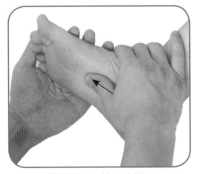

推按輸尿管反射區

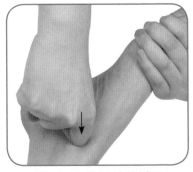

頂壓下身淋巴結反射區

其他按摩方法

①**揉拿腓腸肌**：取坐位，患腿搭在健腿上，拇指與其餘四指相對，揉拿腓腸肌100次。

②**摩腿肚**：取坐位，將右手掌或指端放在腓腸肌痛處的上端，輕輕揉摩1分鐘，注意局部肌肉要放鬆，痙攣就可以慢慢緩解。

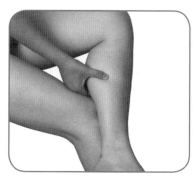
揉拿腓腸肌

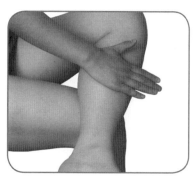
摩腿肚

③**螺旋擦小腿**：將浴皂擦在手掌或毛巾上，在膝蓋與足跟之間做有節律地螺旋狀按摩，先由上而下，再由下而上，反覆數次。

④**反方向擰小腿**：雙手以擰毛巾的方式，揉捏小腿肌肉，從腳踝開始至膝部下方為止，一點一點進

行擰扭，做3~5次。

⑤**畫圓摩挲小腿**：用雙手夾住小腿，由腳踝開始向膝部，像畫圓圈一樣向上摩挲3~5次。

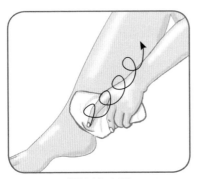

螺旋擦小腿

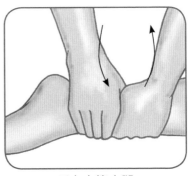

反方向擰小腿

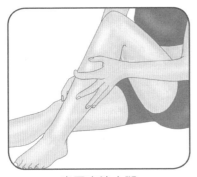

畫圓摩挲小腿

二十、肌腱炎

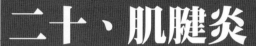

肌腱炎是運動創傷常見病，多是運動前準備活動不充分，即猛烈彈跳或急速奔跑，引起肌腱拉傷，或反覆大量訓練而逐漸產生肌腱損傷。表現為肌腱疼痛，早期疼痛主要發生於活動開始時，一旦活動開了以後，疼痛反而減輕，但再劇烈運動，肌腱緊張可加重疼痛，局部皮膚顏色正常或微紅。

特效穴位按摩

1 按揉阿是穴

①**取穴定位**：在肌腱局部痛點。

②**按摩方法**：取坐位，拇指指腹放於肌腱上，其餘四指放足背，順

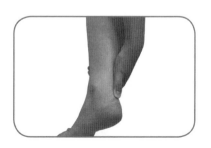

時針方向按揉3~5分鐘。

③**功效主治**：此穴多用於治療肌腱炎、足跟痛、踝關節扭傷等。

2 崑崙、太溪聯動

①**取穴定位**：崑崙穴位於外踝後方，在外踝尖與肌腱之間的凹陷處；太溪穴位於內踝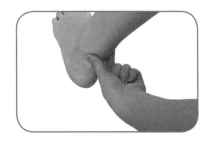後方，在內踝尖與肌腱之間的凹陷處。

②**按摩方法**：取坐位，拇指按於同側崑崙穴，食指按於太溪穴，用力推拿20~30次。

③**功效主治**：此穴多用於治療下肢癱瘓、肌腱炎、足跟痛等。

3 三陰交、懸鐘聯動

①**取穴定位**：三陰交穴在內踝尖上3寸（4橫指），脛骨內側緣後面；懸鐘穴在外踝尖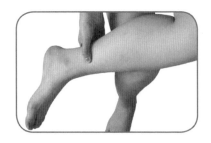

上3寸，腓骨前緣。

② **按摩方法**：取坐位，小腿放於對側大腿上，中指按於對側（患側）懸鐘穴，拇指按於三陰交穴，同時用力按揉20~30次。

③ **功效主治**：此二穴具有健脾胃、益肝腎、調經帶、平肝息風的作用。多用於治療坐骨神經痛、肌腱炎、下肢痿痹、踝關節及周圍軟組織疾病等。

4 揉拿復溜穴

① **取穴定位**：在小腿內側，太溪直上2寸，肌腱的前方。

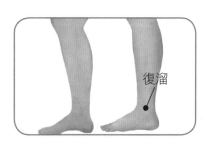

復溜

② **按摩方法**：將手拇指肚按在復溜穴處，食指放於適當部位，對拿左右側復溜穴各36次為一遍，揉拿至局部有溫熱感為宜。

③ **功效主治**：此穴為五腧穴之經穴，具有補腎益陰、溫陽利水的作用。經常按摩此穴可改善肌腱炎、肌腱腫脹、肌腱痙攣、腿腫、足痿、下肢癱

瘓等。

足底反射區按摩

①**足部特效反射區**：下身淋巴結、腎、腎上腺、膀胱、脾、肝等反射區。
②食指扣拳法頂壓下身淋巴結反射區50次。
③依次食指扣拳法頂壓腎、腎上腺、膀胱反射區各50次，按摩力度以局部脹痛為宜。
④依次食指扣拳法頂壓脾、肝反射區各50次。

其他按摩方法

①**推肌腱**：在小腿內側下1/3脛骨下與肌腱之間處，用一指禪推法，即將拇指指腹放於肌腱上，其餘四指放於足背，拇指沿垂直肌腱方向來回推動，約5分鐘。
②**拿捏肌腱**：坐位，左足尖著地，肌腱放鬆，同側拇指和彎曲的食指從下而上，由輕到重拿捏肌腱，直到承山穴，捏1~2分鐘。

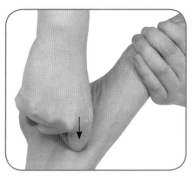

頂壓下身淋巴結反射區

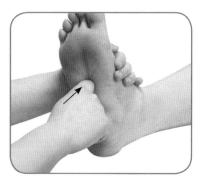

頂壓腎反射區

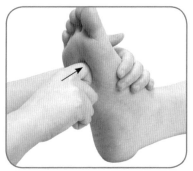

頂壓腎上腺反射區

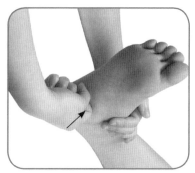

頂壓膀胱反射區

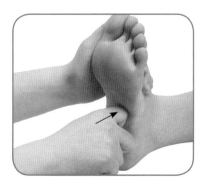

頂壓脾反射區

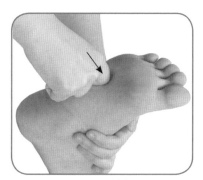

頂壓肝反射區

日常護理指南

　　想盡快擺脫肌腱炎的痛苦，一味地「靜養」並不可取，要在適量、科學的運動中逐漸恢復。首先，要養成良好的運動習慣，做到運動前熱身，運動中強度、節奏適宜，運動後要做適當的放鬆活動；其次，運動時要穿合適的鞋子，可採用墊鞋墊的方式來調節鞋子的柔軟性和舒適度，盡量不要穿超過其使用壽命的跑鞋。要有側重地加強小腿肌肉訓練，比如有意識地增加爬坡類項目，通過練習蹬力來增強肌腱的韌性。當然，如果在運動中腳部產生疼痛感，就應立刻停止運動或減緩運動強度，避免肌腱的再次損傷。

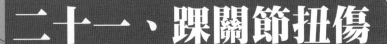

二十一、踝關節扭傷

外力作用下，關節驟然向一側活動而超過其正常活動度時，引起踝關節周圍軟組織如關節囊、韌帶、肌腱等發生撕裂傷，稱為踝關節扭傷。輕者僅有部分韌帶纖維撕裂，重者可使韌帶完全斷裂或韌帶及關節囊附著處的骨質撕脫。急性期症狀為踝關節紅腫，明顯疼痛，不能活動；恢復期症狀為瘀血逐漸消退，疼痛不劇烈，活動時加重。

特效穴位按摩

1 點揉太溪穴

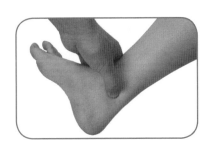

①**取穴定位**：在內踝正後方凹陷處。

②**按摩方法**：按摩者用手握住被按摩者的踝部，用拇指點壓太溪穴約1分

鐘，然後順時針方向按揉1分鐘，逆時針方向按揉
1分鐘，以局部有痠脹感為佳。

③**功效主治**：治療踝關節扭傷、腫痛、高血壓、失
眠、健忘、月經不調、遺精、陽痿、性交疼痛、
小便頻數等。

② 推按崑崙穴

①**取穴定位**：在外踝正後
方凹陷中，外踝與肌
腱之間。

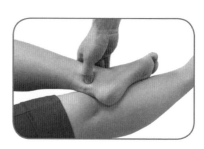

②**按摩方法**：按摩者用
手握住被按摩者的踝
部，用拇指指腹自上而下推按崑崙穴2分鐘，以有
痠脹感為佳。

③**功效主治**：此穴具有疏通經絡、消腫止痛的作
用。

③ 點按解溪穴

①**取穴定位**：在踝關節正前方凹陷中，內外踝連線
的中點處。

②**按摩方法**：按摩者用
手握住被按摩者的踝
部，用拇指點壓解溪
穴約10秒，然後放鬆
5秒，反覆操作，以局
部有痠脹感為佳。

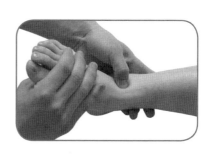

③**功效主治**：此穴具有舒筋活絡、清胃化痰、鎮驚
安神的作用。多用於治療肌腱炎，肌腱疼痛，踝
關節周圍組織扭傷，足下垂，腓神經麻痹，踝關
節前方疼痛、活動受限制，踝關節腫脹難以消
退，足背或足趾發涼麻木等。

4 **點揉照海穴**

①**取穴定位**：在踝關節內
側骨頭突起的下緣凹
陷中。

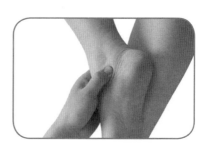

②**按摩方法**：按摩者用手握住被按摩者的踝部，用
拇指點壓照海穴約1分鐘，然後順時針方向揉1分
鐘，逆時針方向揉1分鐘，以局部有痠脹感為佳。

③**功效主治**：此穴具有滋陰清熱、調經止痛的作

用。經常按摩此穴可改善踝關節扭傷後前內側疼痛、紅腫。

5 按揉商丘穴

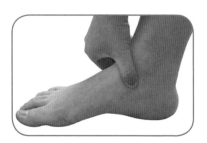

①**取穴定位**：在內踝前下緣的凹陷中。

②**按摩方法**：取坐位，拇指按於商丘穴（其餘四指附於足背），順時針方向按揉約2分鐘，以局部有痠脹感為準。

③**功效主治**：此穴具有健脾化濕、通調腸胃的作用，同時商丘穴還是人體的消炎藥，多用於治療腓腸肌痙攣、踝關節及周圍軟組織疾病、足踝扭傷等病症。

6 三陰交、懸鐘聯動

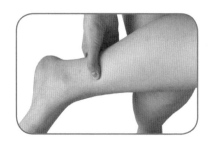

①**取穴定位**：三陰交穴在內踝尖上3寸（4橫指），脛骨內側緣後面；懸鐘穴在外踝尖

上3寸，腓骨前緣。

②**按摩方法**：取坐位，小腿放於對側大腿上，中指按於對側（患側）懸鐘穴，拇指按於三陰交穴，同時用力按揉20~30次。

③**功效主治**：此二穴具有健脾胃、益肝腎、調經帶、平肝息風的作用。多用於治療肌腱炎、下肢痿痹、踝關節扭傷、踝關節及周圍軟組織疾病等。

7 點揉申脈

①**取穴定位**：在足外側部，外踝直下方凹陷中。

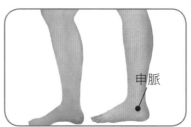

申脈

②**按摩方法**：取坐位，用拇指指尖點揉刺激患側的申脈穴，每次點揉3分鐘。

③**功效主治**：此穴為八脈交會穴之一，通於陽蹺脈，具有清熱安神、利腰膝的作用。經常按摩可緩解腰肌勞損、下肢癱瘓、關節炎、踝關節扭傷等。

⑧ 點揉丘墟穴

①**取穴定位**：在外踝前方
的凹陷處。

②**按摩方法**：按摩者用手
握住被按摩者踝部，

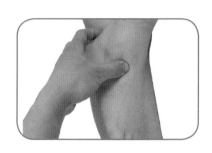

用拇指點壓丘墟穴約1分鐘，然後順時針方向揉1
分鐘，逆時針方向揉1分鐘，以局部有痠脹感為
佳。

③**功效主治**：此穴具有健脾利濕、泄熱退黃、舒筋
活絡的作用。多用於治療踝關節及周圍軟組織疾
病、坐骨神經痛等。

足底反射區按摩

①**足部特效反射區**：腎、
腎上腺、膀胱、輸尿
管、肺、脾、肝等反
射區。

②依次食指扣拳法頂壓

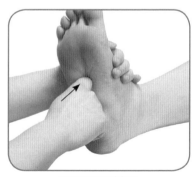

頂壓腎反射區

　　腎、腎上腺、膀胱反射區各50次，按摩力度以局部脹痛為宜。

③拇指指腹推壓法推按輸尿管反射區50次。

④拇指指腹推壓法推按肺反射區50次。

⑤依次食指扣拳法頂壓脾、肝反射區各50次。

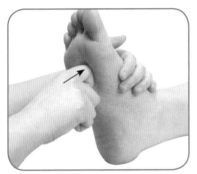

頂壓腎上腺反射區

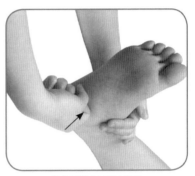

頂壓膀胱反射區

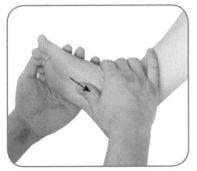

推按輸尿管反射區

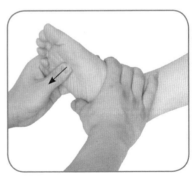

推按肺反射區

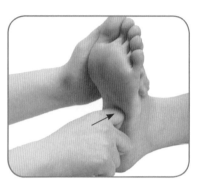
頂壓脾反射區

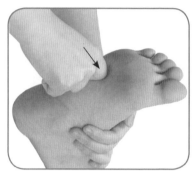
頂壓肝反射區

其他按摩方法

①**踝關節運動**：一手握踝關節上方，一手握足前掌，相對用力拔伸，在此基礎上再做踝關節由小幅度到大幅度屈伸旋轉運動。

②**搖踝關節**：將腳踝放在對側腿上，用同側的手固定踝關節，另一隻手握住足近端，將踝關節向內、向外做環形搖動2~3分鐘。

③**伸屈法**：按摩者一手托住足跟，一手握住足蹠部拔伸，將踝關節背伸，做蹠屈環轉運動。

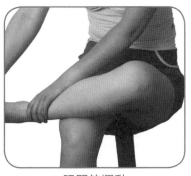
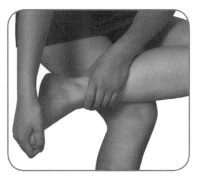

踝關節運動　　　　　　　　搖踝關節

按摩時的注意事項

①按壓手法用力可略大，時間要稍短，淺表處穴位可採用間歇按壓法，即一壓一放。

②踝關節扭傷後，首先要排除韌帶完全斷裂或骨折才可按摩。

③一般內出血嚴重，出現大片青紫瘀斑時，也不能馬上按摩，需24小時後才能進行按摩治療。

日常調理指南

①踝關節扭傷的診斷一般不難，但必須排除常常合併存在的腓骨髁骨折。如懷疑骨折，需要拍X光片來確定。

②急性損傷24小時內可做冷敷，禁止熱敷。慢性期本病配合熱敷療效更好，每天1~2次，每次10分鐘。

③抬高患肢，有利於促進血液循環和回流，從而對消除腫脹有很大的幫助。

④腫脹消退後，用繃帶適當加壓包紮。

⑤腫脹10天不消的應積極抓緊治療，防止瘀血不化，形成粘連，使踝關節強直發硬，時間長了會造成關節周圍的骨化。

⑥威靈仙500克，生甘草60克，松樹針60克。加入清水500CC，水煎洗足。每日1~2次。主要治療關節扭傷、骨性關節炎等病症。

⑦生薑末30克，雞蛋2個（取蛋清），食鹽少許。攪拌混勻，敷於腫痛處。每天2~3次。主治關節扭傷腫脹。

二十二、足跟痛

足跟痛又稱跟痛症，是一種常見病。以足跟腫脹、麻木疼痛、局部壓痛、行走困難為特徵。足跟痛又稱跟骨骨刺或跟骨骨質增生。即足跟底部局部性疼痛，多見於40~60歲的中老年人，與外傷或勞損有關，表現為足跟疼痛劇烈，疼痛部位一般都很局限，足跟部有明顯壓痛點。晨起下地活動疼痛嚴重，活動後疼痛減輕，但久站久行疼痛又加重，部分患者足跟部輕度腫脹。X光線拍片多數可見跟骨骨質增生。臨床上以足跟底部腫脹、壓痛及足跟不能著地行走為主要特徵。

特效穴位按摩

1 點按壓痛點

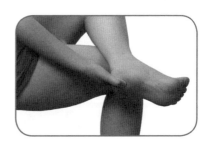

①**取穴定位**：在足跟局

部。

②**按摩方法**：患足擱於健側膝關節上，找到跟底壓痛最明顯的部位，用拇指指端點按3~5分鐘，力量由輕到重，手法宜深沉。局部有痠脹或痠痛感。

③**功效主治**：此法具有疏通經絡、活血化瘀、緩解疼痛的作用。多用於治療踝關節扭傷、肌腱炎、足跟痛、下肢痿痺等。

2 按揉丘墟穴

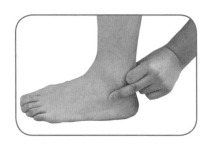

①**取穴定位**：在外踝前下緣處。

②**按摩方法**：取蹲位，用中指按於患側丘墟穴（拇指附於內踝後），向外按揉2分鐘，力度以能夠忍受為準。

③**功效主治**：此穴具有健脾利濕、泄熱退黃、舒筋活絡的作用。多用於治療坐骨神經痛、膝關節痛、下肢痿痺、踝關節及周圍軟組織疾病、腓腸肌痙攣、足跟痛、肌腱炎等。

3 崑崙、太溪聯動

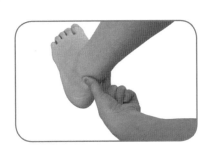

① **取穴定位**：崑崙穴位於外踝後方，在外踝尖與肌腱之間的凹陷處；太溪穴位於內踝後方，在內踝尖與肌腱之間的凹陷處。

② **按摩方法**：取坐位，拇指、食指分別按於崑崙穴、太溪穴，用力對拿20~30次。

③ **功效主治**：此二穴具有滋陰益腎、壯陽強腰的作用。多用於治療下肢癱瘓、肌腱炎、足跟痛、腰肌勞損、足踝腫痛、踝關節炎等。

4 按揉僕參穴

① **取穴定位**：位於足外側部，在外踝後下方，崑崙穴直下，跟骨外側，赤白肉際處。

② **按摩方法**：取坐位，將拇指螺紋面放在僕參穴上，順時針環形按揉2分鐘，然後再逆時針環形按揉2分鐘。

③ **功效主治**：此穴具有舒筋活絡、活血化瘀、消腫

止痛的作用。多用於治療足跟痛、膝關節炎、下肢癱瘓等症。

5 按揉公孫穴

①**取穴定位**：位於足內側緣，在第一蹠骨基底部的前下方。

②**按摩方法**：取坐位，用拇指指端順時針方向按揉公孫穴2分鐘，再點按半分鐘，以局部痠脹為準。

③**功效主治**：此穴具有健脾胃、調沖任的作用，經常按摩可改善足跟痛。

足底反射區按摩

①依次食指扣拳法頂壓脾、肝反射區各50次。

②依次食指扣拳法頂壓腎、腎上腺、膀胱反射區各50次，按摩力度以局部脹痛為宜。

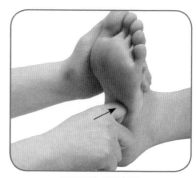

頂壓脾反射區

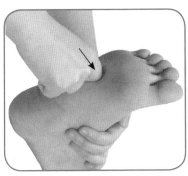

頂壓肝反射區

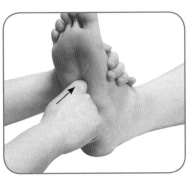

頂壓腎反射區

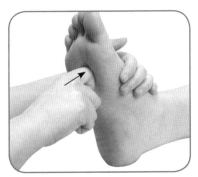

頂壓腎上腺反射區

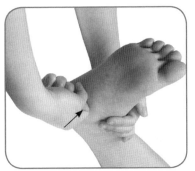

頂壓膀胱反射區

其他按摩方法

①**捏拿肌腱**：拇指與其餘四指相對，捏拿肌腱、足跟部2~3分鐘，使局部產生熱脹、輕鬆感。

②**掌摩足跟壓痛點**：患足擱於健側膝關節上，用掌根部在壓痛部位按摩，力度適中即可。

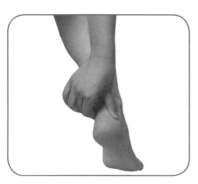

捏拿肌腱

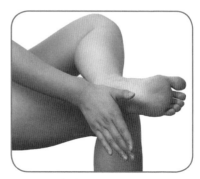

掌摩足跟壓痛點

日常調理指南

①防治足跟痛要穿柔軟舒適的鞋，在家中最好穿富有彈性的拖鞋。

②天氣轉冷時要注意足部保暖，防止風寒潮濕的侵襲。

③適度參加戶外活動也能很好地預防足跟痛。

國家圖書館出版品預行編目資料

一用就靈：肩頸腰腿痛的簡單特效按摩 /
孫呈祥著. -- 初版. --
臺北市：華志文化，2018.04
面；　公分. --（醫學健康館 ; 14）
ISBN 978-986-95996-4-1（平裝）

1.按摩　2.經穴　3.疼痛

413.92　　　　　　　　　　　　　107003068

日　系列／醫學健康館 ①④
　華志文化事業有限公司

書名／一用就靈：肩頸腰腿痛的簡單特效按摩

作　　者　孫呈祥醫師
執行編輯　簡煜哲
美術編輯　楊雅婷
封面設計　王志強
文字校對　陳欣欣
版面執行　張淑貞
總　編　輯　黃志中
社　　長　楊凱翔
出　版　者　華志文化事業有限公司
電子信箱　huachihbook@yahoo.com.tw
地　　址　116 台北市文山區興隆路四段九十六巷三弄六號四樓
電　　話　02-86637719
印製排版　辰皓國際出版製作有限公司
總經銷商　旭昇圖書有限公司
地　　址　235 新北市中和區中山路二段三五二號二樓
電　　話　02-22451480
傳　　真　02-22451479
郵政劃撥　戶名：旭昇圖書有限公司（帳號：12935041）
出版日期　西元二〇一八年四月初版第一刷
書　　號　C214

山西科技出版社獨家授權
版權所有　禁止翻印

Printed in Taiwan

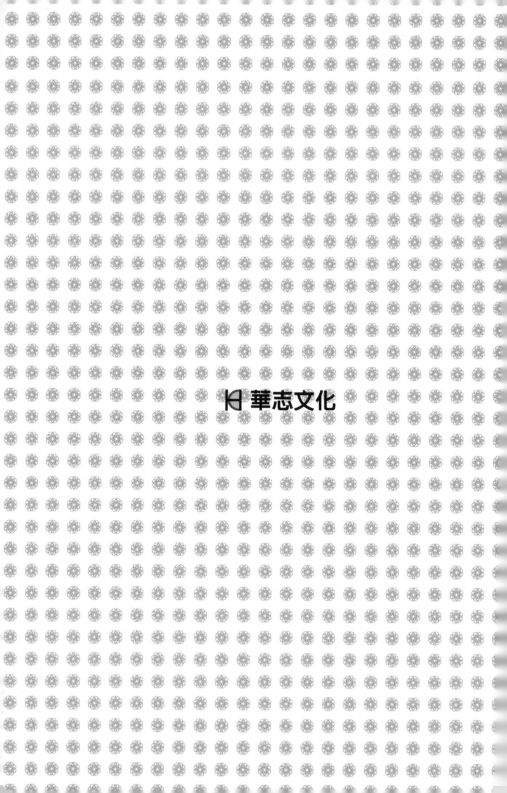